Die
Hochdrucklokalanästhesie

Von

Professor Dr. Martin Kirschner †
Heidelberg

Mit 32 zum Teil farbigen Abbildungen

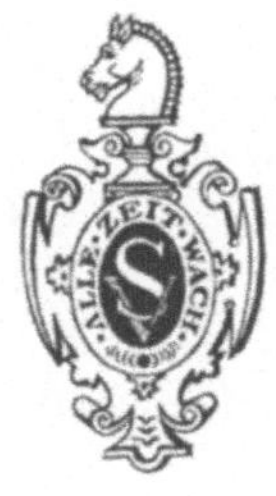

Berlin
Springer-Verlag
1944

ISBN-13:978-3-642-89945-4   e-ISBN-13:978-3-642-91802-5

DOI: 10.1007/978-3-642-91802-5

Vorwort.

Das vorliegende Werk ist die letzte Arbeit aus der Feder Kirschners, die er noch vollständig niedergeschrieben hatte. In seinem Sinne wurden nur noch einige Einfügungen vorgenommen und die Abbildungen angefertigt.

Die mehr als 10jährigen Erfahrungen Kirschners mit seiner Hochdrucklokalanästhesie finden in dieser Arbeit einen reichen Niederschlag. Sie will bewußt kein Lehrbuch der örtlichen Betäubung sein, sondern nur denen, die die Hochdrucklokalanästhesie in ihr chirurgisches Rüstzeug aufgenommen haben oder aufnehmen wollen, die Unterschiede in der Wirkung und in der Handhabung gegenüber der gewöhnlichen Lokalanästhesie aufzeigen. Das Werk wird sicher zur Verbreitung der Hochdrucklokalanästhesie beitragen, die neben der grundlegenden Entdeckung Schleichs und neben den umfassenden Schöpfungen Heinrich Brauns ein Markstein in der Geschichte der örtlichen Betäubung darstellt

Mannheim, Februar 1943.

R. Zenker.

Inhaltsverzeichnis.

A. Allgemeiner Teil.

B. Spezieller Teil.

A. Allgemeiner Teil.

1. Die Fortschritte der L.A. und der H.L.A.

Die Ausschaltung des Schmerzes bei operativen Eingriffen ist eine derjenigen großen Errungenschaften der Chirurgie, die die moderne Entwicklung dieses Zweiges der Medizin erst ermöglicht haben. Das Bewußtsein, dem Kranken durch sein Handeln keine Schmerzen zu bereiten, und der Wegfall der sonst fast unvermeidlichen *Abwehrbewegungen* der gequälten Kreatur geben dem Operateur die erforderliche Ruhe, um langdauernde Eingriffe mit großzügiger Gründlichkeit und feinmechanischer Genauigkeit durchzuführen. Nur bei der Ausschaltung der Schmerzen erscheinen für den humanen Arzt größere operative Eingriffe zumutbar und für den Kranken annehmbar. Für die Verhütung der bei längeren schmerzhaften Operationen meist beobachteten schweren *Schock- und Kollapszustände* ist das Fernhalten der Schmerzen eine grundlegende Voraussetzung. PIROGOFF verglich den schweren Erschöpfungszustand, der sich bei Operationen ohne Schmerzausschaltung zu entwickeln pflegt, mit dem Kollaps bei großen Blutverlusten und bezeichnete ihn geradezu als „*Sensibilitätshämorrhagie*". Man kann Menschen totpeitschen oder Tiere durch Dauerreizung des N. ischiadicus töten, während dieser Vorgang beim narkotisierten Tiere oder bei Leitungsunterbrechung des Nerven stundenlang ohne schädigende Einwirkung vertragen wird. *So wird die Ausschaltung des Schmerzes bei operativen Eingriffen zu einem wichtigen Sparmittel der Körperkräfte.*

Jedes der beiden uns für die Schmerzausschaltung zur Verfügung stehenden Verfahren, *die Allgemeinbetäubung* und die *örtliche Betäubung*, hat seine Vor- und seine Nachteile, die sich bei den einzelnen Krankheitsfällen verschieden auswirken und von den einzelnen Operateuren verschieden hoch bewertet werden. Eine *einheitliche Vorschrift*, welches Verfahren der Schmerzausschaltung bei einer bestimmten Operation anzuwenden ist, kann daher nicht gegeben werden, und wenn sich für einzelne Eingriffe mit der Zeit auch gewisse *Richtlinien der Schmerzausschaltung* herausgebildet haben, so wird der einzelne Operateur hier immer einen breiten Spielraum behalten und behalten müssen. Gewohnheit und Übung spielen bei dieser Entscheidung eine erhebliche Rolle. So kommt es, daß in der einen Klinik alle Magenoperationen in Narkose, in der anderen in Lokalanästhesie und in der dritten in Spinalanästhesie ausgeführt werden, ohne daß man deswegen sagen könnte, daß die eine Klinik richtig und die andere Klinik falsch handelt.

Man kann die Geburt der Lokalanästhesie in der Chirurgie etwa auf das Jahr 1892 verlegen, als SCHLEICH seinen bekannten, äußerlich so unglückselig verlaufenen Vortrag auf dem Chirurgenkongreß hielt. Im Begriffe zu versanden, wurde sie um das Jahr 1903 neubelebt, als BRAUN seine Arbeiten über die günstige Wirkung des *Suprareninzusatzes* veröffentlichte, und als für Cocain *ungiftige Ersatzpräparate* gefunden wurden. Von da an hat sie die Narkose, die am Anfang des Zeitalters des schmerzlosen Operierens das Feld allein beherrschte, bis in die jüngste Zeit mehr und mehr zurückgedrängt. In welchem Umfang die örtliche Betäubung an verschiedenen großen Kliniken angewendet wird, spiegelt sich aus folgenden Zahlen wider.

Um 1930 wurden in Hamburg-Eppendorf etwa 30,5%, an der Mayo-Klinik etwa 46,4%, an der v. EISELSBERGschen Klinik 42,4%, um 1935 wurden an der Heidelberger Klinik 80%, bei Erwachsenen sogar 94% aller Operationen in irgend einer Form der örtlichen Betäubung ausgeführt (Abb. 1). WIEDENHORN kam 1931 bei persönlicher Feststellung in mehreren großen amerikanischen Kliniken allerdings nur auf 24% örtlicher Betäubungen. Es mag sein, daß sich diese Zahlen in den letzten Jahren durch die aufkommende Beliebtheit der *intravenösen Narkose* (Evipan, Eunarcon) wieder etwas zugunsten der Allgemeinnarkose verschoben haben.

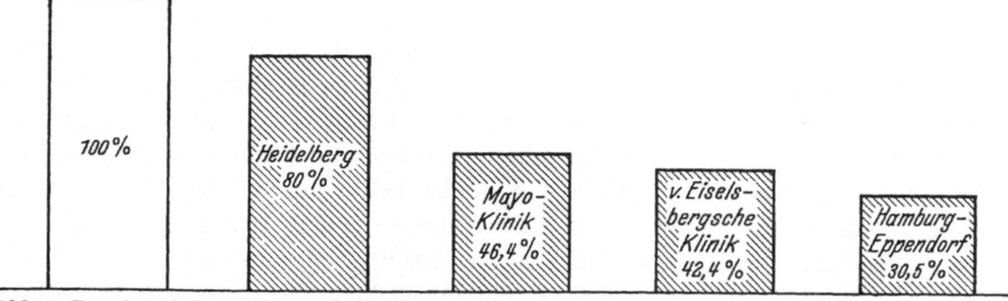

Abb. 1. Der Anteil der örtlichen Betäubung bei der Schmerzausschaltung an den verschiedenen Kliniken.

Unter den verschiedenen gebräuchlichen Verfahren der Lokalanästhesie (= L.A.) — der Spinalanästhesie, der Epiduralanästhesie, der Leitungsanästhesie und der regionalen Infiltrationsanästhesie — hat die *regionäre Infiltrationsanästhesie*, obwohl sie in der üblichen Form in der Größe des beherrschten Gebietes am stärksten beschränkt ist, die bei weitem größte Verbreitung gefunden, offenbar weil sie einfacher, sicherer und ungefährlicher als die anderen Verfahren der L.A. ist.

Eine besondere Form der regionären Infiltrationsanästhesie, die ich im Jahre 1931 bekannt gegeben habe, ist die *Hochdrucklokalanästhesie (= H.L.A.)*. Das Wesen der H.L.A. besteht darin, daß eine Anästhesielösung von üblicher Zusammensetzung unter einem gleichbleibenden, in der Regel auf 2 Atü eingestellten, durch ein komprimiertes Gas erzeugten Druck durch eine Hohlnadel in und um das auszuschaltende Gewebe gepreßt wird.

Die H.L.A. besitzt gegenüber der üblichen Infiltrationsanästhesie vielseitige und entscheidende *Vorteile* und vermeidet manche diesem letzteren Verfahren anhaftenden Nachteile. Die Vorzüge der H.L.A. habe ich im Jahre 1935 in einem Vortrage auf der Versammlung der Schweizerischen Gesellschaft für Chirurgie folgendermaßen gekennzeichnet: Wenn man als Vorzüge dieses Verfahrens nur seine Bequemlichkeit, seine Eleganz und seine Zeitersparnis rühmt, so wird man diesem Verfahren nicht voll gerecht. Sein Hauptvorteil besteht vielmehr darin, daß von einer einzigen Einstichstelle aus *große Gebiete des Körpers* mit anästhesierender Lösung durchtränkt und hierdurch unempfindlich gemacht werden können. Hierbei benutzt die Anästhesielösung vorwiegend die Gewebsinterstitien, in denen die hauptsächlichsten Nerven laufen. Auf diese Weise lassen sich große Abschnitte des Körpers von einer einzigen Einstichstelle aus unempfindlich machen, und es gibt kaum eine Operation, die nicht in der Hochdrucklokalanästhesie ausgeführt werden kann.

Die Wirkung der üblichen L.A. ist wie die einer Kugelbüchse mit Stahlmantelgeschoß. Man muß genau wissen, wo sich das Ziel befindet und man muß genau das Zentrum treffen, und tritt keine Wirkung ein, so streicht der Vogel fröhlich ab. Die Wirkung der H.L.A. ist die einer weit streuenden Schrotflinte, man braucht nur ganz ungefähr in die Gegend zu halten, und schon ist der Hase tot. Bei der gewöhnlichen L.A. muß man, wie mit einem dünnen Stilett den Schmerz genau an seiner Achillesferse durchbohren, bei der H.L.A. schlägt man wie mit einer Keule in die Gegend und kein Gefühl bleibt am Leben. Diese Vergleiche sind für die H.L.A. nicht sehr schmeichelhaft, aber recht sinnfällig, und man muß sich damit trösten, daß sich die Menschheit zur Erzielung großer Wirkungen ja auch von dem stolzen Pfeil und der kühnen Lanze zur Sprenggranate und Mine emporentwickelt hat. Die Nadel des H.L.A.-Apparates ist ein Zauberstab, der alles Gewebe, das er berührt, in weitem Umkreise schmerzlos macht.

Trotzdem hat sich die H.L.A. gegenüber der alten Form der L.A. noch nicht allgemein durchsetzen können, was aus der verhältnismäßig geringen Zahl der bisher gelieferten *Hochdrucklokalanästhesieapparate* (etwa 200) zu schließen ist.

Diese Zurückhaltung beruht zu einem guten Teil offenbar darauf, daß die Vornahme der H.L.A. einen besonderen, einige hundert Mark kostenden *Apparat* verlangt. Wenn aber die H.L.A. vor den anderen Verfahren der Schmerzausschaltung wirklich *erhebliche* Vorteile besitzen sollte, so dürften, da es sich hierbei um das Wohl von Kranken handelt, diese relativ bescheidenen Mehrkosten keine Rolle spielen, zumal da ein H.L.A.-Apparat praktisch unverwüstlich ist, während die Spritzen äußerst gebrechliche Gegenstände darstellen. Wer Hunderttausende für den Bau von luxeriös eingerichteten Krankenanstalten ausgibt, muß auch dieses wenige Geld für die einmalige Anschaffung eines täglich benötigten Behandlungsapparates mit wesentlichen Vorzügen übrig haben. Es kann sich in dieser Beziehung also nur darum handeln, ob die H.L.A. tatsächlich überragende Vorzüge vor der üblichen L.A. besitzt.

Ich verfüge heute über eine etwa *12jährige Erfahrung mit H.L.A.* In dieser Zeit mögen an den meiner Leitung unterstellt gewesenen Kliniken überschlägig 25000 Einzelanästhesien dieser Art ausgeführt worden sein. Unter Berücksichtigung der an anderen Krankenanstalten dauernd in Betrieb befindlichen 200 H.L.A.-Apparate kann die Zahl aller derartiger Anästhesien auf ein vielfaches dieser Zahl, vielleicht auf $^1/_4$ Million, angesetzt werden. Das, was ich mir vor 12 Jahren von der H.L.A. erhofft habe, hat sie mir reichlich gehalten, ja sie konnte inzwischen verbessert und ausgebaut werden, so daß sie seit dieser Zeit fast die *einzige* Form der regionären L.A. an den von mir geleiteten chirurgischen Kliniken in Tübingen und Heidelberg bildete. Auch der Schlußsatz meiner damaligen Arbeit hat sich bewahrheitet, ,,daß die H.L.A. geeignet erscheint, das Gebiet der örtlichen Betäubung zu erweitern".

Wenn die H.L.A. trotzdem in meinen Kliniken zahlenmäßig nicht noch stärker als es an sich schon der Fall ist, und namentlich bei Bauchoperationen beherrschend hervortritt, so hat das seinen Grund darin, daß ihr im eigenen Hause durch die *gürtelförmige einstellbare Spinalanästhesie* ein starker Konkurrent entstand, der einen großen Teil des Operationsgutes an sich riß. Bei uns war

und ist es meist nicht zweifelhaft, ob ein Eingriff in Allgemeinnarkose oder in
örtlicher Betäubung gemacht wird, sondern ob L.A. oder Spin.A. verwendet
werden soll. Im Jahre 1928 wurden an meiner Tübinger Klinik 41%, 1934 an
meiner Heidelberger Klinik 53% aller Eingriffe in H.L.A. gemacht (Abb. 2).

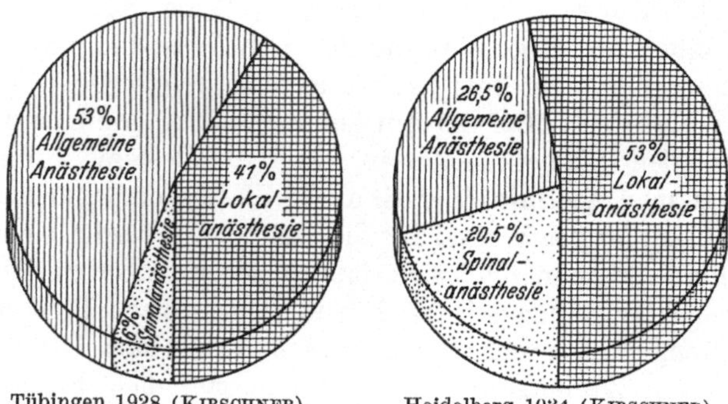

Tübingen 1928 (KIRSCHNER).   Heidelberg 1934 (KIRSCHNER).

Abb. 2. Der Anteil der örtlichen Betäubung und der Spinalanästhesie bei der Schmerzausschaltung an der
Klinik in Tübingen und Heidelberg.

Die Prozentzahl der Spinalanästhesie aber stieg in dieser Zeit von 6 auf 20,5%
(PHILIPPIDES). Im Jahre 1928 wurden an der Heidelberger Klinik unter ENDER-
LEN 32% aller Eingriffe in örtlicher Betäubung vorgenommen, davon 3% in
Lumbalanästhesie und 29% in L.A., im Jahre 1934, dem ersten Jahre meiner

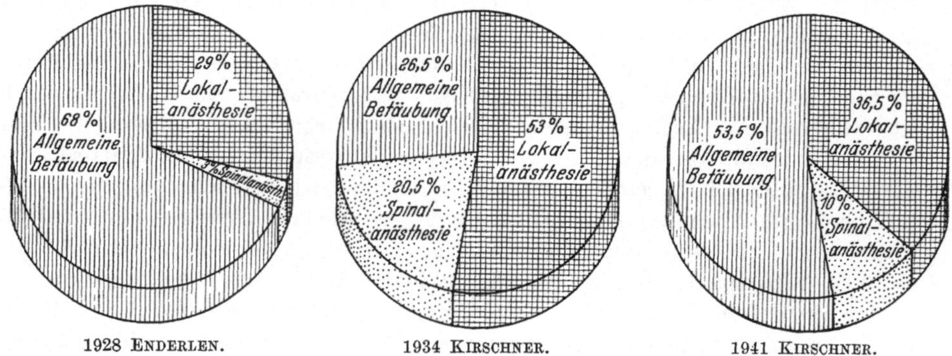

1928 ENDERLEN.   1934 KIRSCHNER.   1941 KIRSCHNER.

Abb. 3. Der Anteil der örtlichen Betäubung und der Spinalanästhesie bei der Schmerzausschaltung an der
Chirurgischen Universitätsklinik in Heidelberg.

Leitung der Klinik, sind die Zahlen 73,5%, 20,5% und 53% und 1941, dem
dritten Kriegsjahre sind sie 46,5%, 10%, 36,5% (Abb. 3). Das Zurückgehen
der L.A. im letzten Jahre beruht auf der Zunahme der infizierten Fälle durch
das reichhaltige Kriegsgut unserer Klinik.

2. Die Schonung der Psyche.

Den *Hauptvorzug der Allgemeinbetäubung* vor allen Arten der L.A., die denk-
bar größte *Schonung der Psyche* des Kranken, vermag auch die H.L.A. nicht
zu verkleinern. Die Narkose breitet über das gesamte Erlebnis der Operation
den wohltätigen Mantel der Unbewußtheit und der Vergessenheit, was, seitdem
wir die *parapulmonale* Zufuhr der Allgemeinnarkotica kennen, so weit getrieben
werden kann, daß der Kranke ahnungslos und unmerklich in seinem Bette
einschläft und erst längere Zeit nach Beendigung der Operation in seinem Bette

erinnerungslos wieder aufwacht. Hiergegen hat die H.L.A. wie *alle* örtlichen Betäubungen den Nachteil, daß sie dem bewußten Kranken den gesamten Operationsakt einschließlich der Vorbereitungen miterleben läßt.

Je kleiner der Eingriff ist, desto weniger wirkt sich freilich der Nachteil der L.A. aus. Ein normaler Mensch pflegt dadurch, daß er einem oberflächlichen und begrenzten Eingriffe unterworfen wird, wie etwa der Entfernung einer Warze oder eines Atheroms, nicht sonderlich erregt zu werden. Aber schon die Beseitigung eines Leistenbruches oder die Absetzung eines Fingers ist für viele Kranke ein mit starker Aufregung verbundenes Erlebnis, und der Gedanke, sich bei klarem Bewußtsein den Bauch aufschneiden zu lassen, versetzt die meisten Menschen in große Erregung, in Furcht und Schrecken, und es gibt beglaubigte Fälle, wo allein die Aufregung vor der Operation einen Kranken getötet hat, wobei wir nervöse überreizte Kranke, wie etwa Basedowkranke, ganz außer acht lassen wollen. Wenn bei Konflikten zwischen der Schonung der *Körperkräfte* das Wort von ANSCHÜTZ „somatische Schonung ist wichtiger als psychische Schonung" auch zu Recht besteht, so mahnen uns derartige Vorkommnisse doch nachdrücklich, die Psyche in jedem Falle so stark wie möglich zu schützen.

In erster Linie leisten hierbei *narkotische Mittel* unentbehrliche Dienste. Für ihre Anwendung lassen sich keine *einheitlichen Vorschriften*, sondern nur allgemeine Richtlinien geben. Es ist ein großer Unterschied, ob es sich um einen sensiblen und nervösen oder um einen phlegmatischen Kranken handelt. Es ist ein Unterschied, ob der Kranke ein großer, kräftiger Mann oder ob es eine zarte Frau ist, ob er in der Jugend oder im besten Mannesalter steht oder bereits vergreist ist. Es ist ein Unterschied, ob es sich um einen oberflächlichen, kleinen kurzdauernden Eingriff handelt, bei dessen Durchführung die Vollständigkeit der Schmerzausschaltung nicht zweifelhaft ist, oder ob eine große, langdauernde, in die Tiefe des Körpers dringende Operation, wie z. B. eine große Laparotomie mit Magenresektion gemacht werden muß, bei der wir an der Grenze der Leistungsfähigkeit der L.A. wandeln und schmerzhafte Sensationen oft nicht vermieden werden können. So ergeben sich unzählige Kombinationen, zu deren richtigen Bewertung eine große Erfahrung gehört. In dem einen Falle wird man von jeder narkotischen Vorbereitung oder Zugabe absehen können, in dem anderen Falle werden hohe Dosen zweckmäßig sein. Dazwischen gibt es alle Übergänge der Dosierung. Man darf jedenfalls nicht mit Kanonen nach Spatzen schießen, und sei im Zweifelsfalle eher zurückhaltend, zumal uns der intravenöse Weg der Zufuhr in die Lage versetzt, ein narkotisches Mittel *sofort* zur Wirkung zu bringen.

Wir geben kräftigen Kranken vor größeren in L.A. auszuführenden Eingriffen bereits auf der Abteilung intramuskulär 1 ccm der schwachen Skopolamin-Eukodal-Ephetoninlösung. Schwächere oder ältere Kranke erhalten auf der Abteilung statt des Skopolamins 0,01 Pantopon oder auch nichts. Da sich aber im Großbetriebe der genaue Zeitpunkt des Operationsbeginnes meist nicht vorausbestimmen läßt, so erfolgt auf dieser Vorbereitungsbasis die eigentliche Regelung der medikamentösen Beeinflussung erst unmittelbar vor dem Beginn der L.A. Da die Wirkung dann aber *sofort* da sein muß, so wird hierbei der *intravenöse Weg* beschritten. Wir bedienen uns hierfür seit vielen Jahren der intravenösen Verabfolgung der bereits erwähnten schwachen *Skopolamin-*

mischung Merck (Skopol. 0,0005, Eukodal 0,01, Ephetonin 0,025), die in dieser Zusammensetzung und bei intravenöser Zufuhr offenbar frei von den bei subcutaner oder intramuskulärer Zufuhr reinen Skopolamins in höheren Dosen gelegentlich beobachteten nachteiligen Nebenwirkungen ist. Jedenfalls haben wir in vielen Tausenden von Fällen niemals Kollapszustände und nur ganz ausnahmsweise einmal einen Erregungszustand beobachtet.

Die Mischung wird, wie ich das früher beschrieben habe, auf dem Operationstisch langsam *in die Vene gespritzt*. Ob und wie viel vor Beginn der L.A. noch intravenös eingespritzt wird, richtet sich nach dem seelischen Zustand, in dem sich der Kranke ohne medikamentöse Vorbereitung oder nach der auf der Abteilung bereits erhaltenen intramuskulären Einspritzung, nach seinem Allgemeinzustand und nach der Größe der geplanten Operation befindet. Man hört mit der Zufuhr unter allen Umständen auf, wenn der Kranke auf Befragen angibt, müde zu werden, wozu manchmal nur noch $^1/_4$ oder $^1/_2$ ccm erforderlich ist. Mehr als 1 ccm wird intravenös zunächst nicht gegeben. Läßt die Wirkung des Skopolamins bei langen Operationen, z. B. bei Magenresektionen, nach, so kann später noch ein weiterer $^1/_4$—1 ccm intravenös *nachgegeben* werden.

Die Skopolaminwirkung ist in der Regel recht auffällig. Ängstliche Kranke beruhigen sich schnell, ja dösen manchmal etwas vor sich hin, nur selten schläft ein etwas übermüdeter Kranker für kurze Zeit ein. Zu einem richtigen „*Dämmerschlaf*" soll es aber auch bei großen intraabdominellen Eingriffen nicht kommen, die Kranken müssen stets ansprechbar bleiben.

In erster Linie ist es die *Angst vor den Schmerzen*, was die Kranken erregt. Es ist daher von größter Bedeutung, daß der Arzt das Vertrauen des zu Operierenden gewinnt. Sehr unklug ist es, wenn der Arzt sich seine Kranken etwa zu Beginn der Operation durch rücksichtsloses oder schmerzhaftes Einstechen der Hohlnadel, durch brutales Einspritzen der Anästhesielösung, durch Festhaften einer Tuchklammer im nicht anästhesierten Gebiete oder durch verfrühten Beginn der Operation vergrämt und hierdurch den Glauben an die Schmerzlosigkeit des weiteren Eingriffes erschüttert. Eine wichtige Aufgabe bei der richtigen Einstellung der L.A. kommt auch dem „*psychischen Narkotiseur*" zu, der den Kranken von seinem Eintritt in den Operationssaal bis zum Ende der Operation begleitet, an den sich der Kranke mit seinen Sorgen wenden kann, der ihn sachverständig über alles aufklärt und der jederzeit bereit ist, im Bedarfsfalle sofort eine Allgemeinnarkose einzuleiten. Zur Ablenkung der Psyche des Kranken ist *Musik*, durch Kopfhörer vermittelt, manchmal ein gutes Hilfsmittel. Der Schmerz geht auch durch die *Augen*, und es ist daher eine Selbstverständlichkeit, dem Kranken die Sicht auf das Operationsgebiet und die Instrumente durch geschickte Abdeckung oder durch Verbinden der Augen zu nehmen, auch wenn er in dieser Hinsicht den starken Mann markieren will und „alles sehen könne". Man kann nicht von einer Schonung der Psyche sprechen, wenn man einem auf die Vornahme der L.A. wartenden Kranken in einem Vorbereitungsraume unterbringt oder ihn in einem allgemeinen Operationssaal anästhesiert, in denen an anderen Kranken L.A., Narkosen oder Operationen gemacht werden. Der Grundsatz „*jedem Kranken sein eigener akustisch und optisch isolierter Operationssaal*", der bei den Neubauten der Kliniken Tübingen und Heidelberg durchgeführt wurde, hat sich besonders auch hinsichtlich der Schonung der Psyche bei der L.A. glänzend bewährt.

Keine psychische Schonung ist auch das *Durstenlassen* der Kranken vor oder bei der Operation. Warum soll eine in L.A. wegen eines Kropfes operierte Kranke nicht vorher essen, frühstücken oder bei der Operation nicht einige Schlucke kühle Citronenlimonade trinken?

Die Angst vor dem Schmerz und der Schmerz sind aber nur ein Teil der durch eine Operation auf den Nichtnarkotisierten einwirkenden psychischen Schäden. Auch das schmerzlose *Erlebnis* einer großen Operation an sich mit seiner für die meisten Kranken unbekannten mystischen Erstmaligkeit ist ähnlich wie die Furcht eine Belastung und führt leicht zu einem „Seelenschock".

Man denke nicht, daß *Kinder* psychisch besonders unempfindlich und widerstandsfähig sind. Im Gegenteil, die psychische Belastung einer L.A. ist gerade bei Kindern, sofern sie bereits in der Lage sind, die Vorgänge der Umwelt und die Absicht einer Operation zu begreifen, häufig groß, da sie sich über die Trennung von den Eltern, über das ungewohnte der Situation des Operationssaales sehr erregen, Vernunftgründen nicht zugänglich sind und sich durch den Zuspruch von Fremden nicht leicht beruhigen lassen. In solchen Fällen ist eine Narkose vorzuziehen, wobei dann eine Avertin-Darmnarkose am schonendsten ist.

Es gibt freilich auch ruhige Kinder, die man, wenn man die erste Quaddel vorsichtig anlegt und weitere Schmerzen vermeidet, gut in L.A. operieren kann. Manchmal kann man sich damit helfen, daß man die *Mutter* usw. zum Trost an das Kopfende setzt. Unbewußte Säuglinge lassen sich meist gut in L.A. behandeln, zumal wenn man ihnen während des Eingriffes einen mit Zucker gefüllten *Schnuller* gibt. Wir operieren z. B. die meisten unkomplizierten Säuglingshernien in L.A.

Die Vornahme einer örtlichen Betäubung bei *sitzenden* Kranken gibt es nicht, ebensowenig ein Operieren bei nicht liegenden Patienten. Ein Kollabieren ist immer möglich! (s. Kirschner O.L. Bd. 1).

3. Kombinationsanästhesien.

Erste Voraussetzung, dem Kranken bei einer Operation schwere seelische Erregungen zu ersparen, ist natürlich, daß die Operation vollkommen schmerzlos verläuft, daß bei in L.A. vorgenommenen Eingriffen die Wirkung der L.A. in jedem Falle *vollkommen* ist. Die Entscheidung, ob Schmerzen vorhanden sind oder nicht, steht *allein dem Kranken*, nicht dem Operateur zu. Es geht nicht, daß der Arzt davon überzeugt ist, daß die Schmerzen ausgeschaltet sind, und daß er dem stöhnenden und schreienden Kranken dauernd versichert, „es tut doch nicht weh"! Es können trotz der ersichtlichen Durchtränkung des Gewebes mit L.A.-Lösung Schmerzen bestehen, indem die Lösung noch nicht lange genug gewirkt hat oder unwirksam ist, oder der Kranke ein ungeeignetes Objekt für die L.A. darstellt. In derartigen Fällen einer „Anaesthesia dolorosa" müssen die Schmerzen entweder durch Warten oder durch Nachanästhesieren beseitigt werden, oder der Arzt gibt als der Klügere nach und geht zur Narkose über.

Gelegentlich lassen sich *verschiedene Arten der L.A.* wie etwa die *sacrale Epiduralanästhesie* mit der regionären L.A. verbinden. So ist es z. B. sehr vorteilhaft, eine *suprapubische Prostatektomie* in der Weise durchzuführen, daß das Gebiet der Prostata durch Epiduralanästhesie ausgeschaltet wird, während die Sectio alta in H.L.A. durchgeführt wird. Ähnlich günstig liegt die Sache bei der *sacralen Rectumamputation*.

Es ist für den Operateur keine Schande *zusätzlich eine Narkose zu geben*, wenn sich im Laufe einer Operation herausstellt, daß die L.A. nicht ausreicht. Viele Operationen werden sogar zweckmäßigerweise von vornherein so angelegt, daß nach der Durchtrennung einer bestimmten Gewebsschicht eine neue Anästhesierung vorgenommen wird. Hierauf komme ich später noch zu sprechen. In anderen Fällen wird planmäßig nur der Teil der Operation in örtlicher Betäubung ausgeführt, der sich in den oberflächlichen Schichten des Körpers abspielt, während der in tieferliegenden Gebieten voraussichtlich oder sicher unter Allgemeinbetäubung operiert wird *(Kombinationsanästhesie)*. Als Zusatznarkose eignet sich die *Evipanbetäubung* besonders gut, weil sie den Kranken in wenigen Minuten und ohne Exzitation einschläfert. So kann man z. B. bei einer Lungenlappenexstirpation planmäßig die Pleurotomie in L.A., die Exstirpation der Lunge aber in Allgemeinbetäubung machen. Man kann bei einer suprapubischen Prostatektomie die Sectio alta in L.A., die Auslösung der Prostata selbst in Narkose vornehmen. Durch eine derartige zeitliche Teilung zwischen L.A. und Narkose wird also die somatische Belastung des Kranken durch das Narkoticum vermindert.

Den ähnlichen Vorteil der Einsparung des Narkoticum besitzt der synchrone *Zusatz der L.A. einer in ihrer Gesamtheit in Allgemeinbetäubung vorgenommenen Operation*, da die Narkose hierbei häufig *flacher gehalten* werden kann. Weiterhin wird durch die zusätzliche lokale Blockierung der das Operationsgebiet versorgenden Nervenendigungen die Möglichkeit der Auslösung und Fortleitung mechanischer Reize und ihrer *reflektorischen Auswirkungen* unterbunden. Derartige Reize können sich namentlich durch Vermittlung des sympathischen Nervengeflechtes auf die Blutgefäße, auf die innersekretorischen Organe und auf alle am Stoffwechsel beteiligten Zellen erstrecken und *Schock- und Kollapszustände* herbeiführen oder begünstigen. Der durch die Operation heraufbeschworene, viele Körperfunktionen in Verwirrung bringende Sturm im Gesamtnervenapparat des Körpers wird auf diese Weise möglicherweise gemildert oder unterdrückt. Ich habe daher empfohlen, bei großen in Allgemeinbetäubung stattfindenden Eingriffen das Operationsgebiet zusätzlich durch die L.A. und H.L.A. bei großen in Narkose vorgenommenen Bauchoperationen das Peritoneum parietale nach Durchtrennung der Bauchdecken zu unterspritzen und den retroperitonealen Raum und das dort gelegene sympathische Nervengeflecht mit L.A.-Lösung zu durchtränken. Ich habe den Eindruck, daß große Operationen auf diese Weise besser als in reiner Narkose vertragen würden.

Da die L.A. in der Regel wesentlich länger als die Schmerzstillung durch die Narkose anhält und nur langsam abklingt, so wird der *postoperative Wundschmerz* durch die zusätzliche L.A. oft verhindert oder gemildert. Hierzu treten noch die später besprochenen Vorteile der *Anämisierung* des Gewebes und der *hydrodynamischen Gewebspräparation* durch die L.A., so daß die Kombinationsanästhesien in der Praxis heute einen breiten Raum einnehmen.

Obwohl auf diese Weise die Beruhigung der meisten Kranken gut gelingt, und die Durchführung der Eingriffe in L.A. möglich erscheint, sollte man *kein Fanatiker der L.A.* sein und sich stets bewußt bleiben, daß sich eines nicht für alles, so auch die L.A. sich nicht für alle Eingriffe und noch viel weniger für alle

Menschen eignet. Überempfindliche und „nervöse" Personen wird daher der verständnisvolle Arzt, wenn freundliches Zureden nichts hilft und eine gütliche Einigung nicht zu erzielen ist, für gewöhnlich *nicht zur örtlichen Betäubung zwingen*, besonders dann nicht, wenn die Kranken schon mit einer früheren örtlichen Betäubung schlechte Erfahrungen gemacht haben. Bei hochgradigen Erregungszuständen, z. B. beim Basedow, kann allein die seelische Aufregung einer in Lokalanästhesie vorgenommenen oder erzwungenen Operation, auch wenn nicht die geringsten Schmerzen auftreten, den Tod des Kranken herbeiführen.

4. Vorzüge der L.A. vor der Narkose.

Anders liegen die Dinge freilich, wenn eine Allgemeinbetäubung eine im Verhältnis zu dem geplanten Eingriff *unverhältnismäßig große Belastung und Gefährdung* des Gesamtorganismus bilden würde. Es hieße das Operationsrisiko unverantwortlich vergrößern, wollte man etwa zur Entfernung eines oberflächlichen Lipoms eine allgemeine Betäubung vornehmen. Noch eindeutiger aber ist die Notwendigkeit der L.A. gegeben, wenn die Narkose für den Kranken eine schwere Gefährdung darstellt, die L.A. diese Gefährdung aber voraussichtlich vermeidet oder stark herabsetzt. In dieser Richtung liegt die hauptsächlichste Überlegenheit der L.A. über jede Form der Allgemeinbetäubung.

Der Hauptvorzug der örtlichen Schmerzausschaltung ist die *Geringfügigkeit der Belastung der Körperkonstanten und der vitalen Gesamtfunktionen des Körpers.* Zwar ist auch das örtliche Anaestheticum mit seinem Suprareningehalt ein den Körper und im besonderen den Kreislauf beeinflussendes und daher schädigendes Gift. Werden doch sogar Todesfälle allein durch Vergiftung mit lokalanästhetischen Lösungen verursacht. Aber die schädigende Allgemeinwirkung der heutigen Lokalanaesthetica, namentlich des *Novocains*, ist in den in Anwendung kommenden Mengen und Konzentrationen und bei der örtlichen Fesselung der lokalanästhetischen Depots durch das Suprarenin derartig gering, daß ernstliche Schäden kaum zu befürchten sind und dieser Faktor praktisch vernachlässigt werden kann.

Demgegenüber haben alle *Allgemeinnarkotica* in der zur Erzielung einer tiefen Betäubung erforderlichen Menge und Stärke stets einen *schädigenden Einfluß* auf das Zentralnervensystem, im besonderen auf das Gefäß- und Atemzentrum, auf die Vitalkapazität, auf den Gesamtstoffwechsel, den Wärmehaushalt und die innersekretorischen Drüsen, und die lange Ausschaltung des Bewußtseins und der Reflexe, namentlich des Abhustens, die mit der pulmonalen Zufuhr verbundene Reizung der Bronchien und das beim Erwachen noch bei gestörten Reflexen auftretende Erbrechen bedingen die Gefahr bronchopneumonischer Entzündungen.

Daher ist die L.A. *das* Verfahren der Schmerzausschaltung in all denjenigen Fällen, in denen *die Lebensfunktionen des Körpers bereits beträchtlich darniederliegen*, oder in denen sie durch die Größe und die Schwere des operativen Eingriffes *ernstlich bedroht werden*. Das sind in erster Linie alle Schock- und Kollapszustände, wie sie z. B. durch Unfall oder Verwundung (Krieg!) herbeigeführt werden, das ist die Entkräftung nach schweren akuten oder chronischen Blutverlusten oder durch Kachexie oder durch Inanition, das sind alle chronischen Intoxikationen und komatösen Zustände, wie sie durch Niereninsuffizienz, Leberinsuffizienz, Pankreasinsuffizienz, Diabetes oder akuten oder chronischen

Ileus bedingt werden, das sind die Herzinsuffizienz und alle Blutkrankheiten, das sind alle Infektionen, im besonderen auch die peritoneale Infektion, das sind die Erkrankungen der Brustorgane, die eine mechanische Behinderung der Atmung oder der Herztätigkeit bedingen und womöglich durch das operative Vorgehen eine plötzliche Druckänderung erfahren, wie z. B. ein großes Exsudat oder Empyem der Pleura mit Kompression der Lunge und Verdrängung des Mediastinums, das sind die Infektionen und Stauungszustände der Respirationsorgane und die Eingriffe, bei denen Blut oder Eiter in die oberen Luftwege eindringen können und abgehustet werden müssen, das sind alle Operationen, die durch ihre voraussichtliche Länge, durch die Größe des zu erwartenden Blutverlustes oder durch die Beeinträchtigung lebenswichtiger Zentren (Gehirnoperationen!) oder der akut lebenswichtigen Funktionen der Atmung oder der Herztätigkeit (Pneumothorax) in tabula oder nach der Operation gefährdet erscheinen.

Oft ist ein *„Operationskollaps"* nichts anderes als ein *„Narkosekollaps"*, sind die „postoperativen Krankheiten" nichts anderes als „postnarkotische Krankheiten".

Je länger eine Narkose dauert, desto mehr muß von dem narkotischen Gift zugeführt werden und desto nachteiliger wirkt es auf den Körper ein. Bei der örtlichen Betäubung spielt es dagegen keine Rolle, ob die Operation $^1/_4$ oder 3 Stunden dauert. Das Operieren in L.A. gibt dem Operateur die angenehme Gewißheit, durch die *Länge der Operation* allein nicht zu schaden, befreit ihn so von der bei jeder Narkose hinter ihm stehenden ihn zur Eile anspornenden Hetzpeitsche und gibt ihm die Ruhe zu feinmechanischer Präzisionsarbeit (Gehirnoperation!).

Wenn nicht alle *Statistiken* den Unterschied der Allgemeinbelastung des Körpers durch die beiden verschiedenen Betäubungsarten, der Allgemeinbetäubung und der L.A. zur Anschauung bringen, so liegt das daran, daß sich die unendliche Zahl mitbestimmender Faktoren nur schwer ausschalten und richtig bewerten läßt. So wird in vielen Kliniken die L.A. nur in besonders schweren Krankheitsfällen mit schlechter Prognose angewendet, während das übliche unbelastete Krankengut den eingefahrenen Weg der Narkose befährt. Das gibt dann Erfolge, die sich nicht miteinander vergleichen lassen. Aber niemand, der an diese Dinge unvoreingenommen herantritt, der die einschlägigen Verhältnisse täglich in der Praxis beobachten kann, der sich den aus theoretischen Überlegungen ergebenden Schlußfolgerungen nicht verschließt, und der einwandfreie statistische Erhebungen anstellen kann, wird daran zweifeln, daß ein großer Eingriff, etwa eine Magenresektion, den Kranken größeren Gefahren aussetzt und eine schlechtere Prognose hat, wenn er in Narkose als wenn er in L.A. durchgeführt wird. Wir konnten unser Magenmaterial dadurch gut statistisch verwerten, daß an der Heidelberger Klinik *alle* Magenoperationen vor der Klinikübernahme durch mich in Narkose, nach der Übernahme in L.A., allerdings in spinaler L.A., gemacht wurden. Die Prozentzahl der Pneumonien sank hierbei sofort von 4,38 auf 0,8 (PHILIPPIDES).

Nach den meisten anderweitigen statistischen Feststellungen setzt die örtliche Schmerzausschaltung bei den Operationen gerade im Oberbauch die Zahl der *postoperativen Pneumonien*, der Thromboembolien überhaupt und der Thromboembolien mit tödlichem Ausgang gegenüber der Narkose erheblich herab.

Da sich der Hauptvorzug der L.A., die Schonung, und da sich der Hauptnachteil der Narkose, die Belastung der Körperkräfte, um so stärker auswirken, je länger der Eingriff dauert, so hat sich doch die ursprüngliche Bestimmung der L.A. für nur kleinere Eingriffe allmählich in die gegenteilige Aufgabe verwandelt, bevorzugt dort verwendet zu werden, wo es sich *um besonders lange und besonders schwere Operationen* handelt. Als allgemeine Richtlinie bei der Entscheidung zwischen Narkose und L.A. kann der Satz gelten: Mache L.A. wenn Du kannst, und Narkose, wenn Du mußt!

Die Befürchtung, daß die bei der Infiltrationsanästhesie durch die Anämisierung des Gewebes eintretende Blutersparnis mit einer Steigerung der Gefahr *postoperativer Nachblutungen und Hämatombildungen* erkauft würde, erscheint unbegründet. Ich finde sie auf Grund meiner Erfahrungen mit der H.L.A. jedenfalls nicht bestätigt. Wir leiden, obwohl wir der H.L.A. einen sehr großen Raum einräumen und mit ihr sehr umfangreiche Operationen auch in blutreichem Gewebe durchführen, nicht unter derartigen Vorkommnissen, jedenfalls anscheinend nicht häufiger als bei den in Allgemeinbetäubung durchgeführten Eingriffen. Ich erachte vielmehr die Vorteile des Operierens im anämisierten Gewebe, auf die vor allem BORCHERS hingewiesen hat, für so hoch und die Gefahr der Nachblutung so gering, daß ich sogar vor Operationen, deren Schmerz durch Narkose, durch Lumbal- oder Leitungsanästhesie ausgeschaltet wird, eine örtliche Infiltration des Operationsgebietes mit H.L.A. zum Zwecke der Blutsparung hinzufüge. Vielleicht hat das Operieren in blutarmem Gewebe für die Blutstillung sogar gewisse Vorteile, indem das Unterdrücken der bedeutungslosen parenchymatösen Blutung das Auffinden der versorgungsnotwendigen arteriellen Blutungsstellen erleichtert.

5. Die gebräuchlichen H.L.A.-Lösungen und ihre Verträglichkeit.

Für die H.L.A. verwende ich heute eine 0,5%ige Novocainlösung, der in der üblichen Weise auf 100 ccm 1 mg Suprarenin = 1 ccm einer Suprareninlösung 1:1000 = 20 Tropfen zugesetzt werden. Ich habe eine Zeitlang eine $^1/_2$%ige Novocain + $^1/_4$%ige Percain-Suprareninlösung gebraucht. Ich konnte aber trotz der günstigen Berichte meiner Schüler W. USADEL und STÖR im Jahre 1929 nicht auf die Dauer feststellen, daß der Zusatz von Percain einen Vorteil hat. Auch läßt die Erhöhung des Novocainzusatzes um $^1/_4$% auf 0,75%, von der ich eine Zeitlang Gebrauch machte, die Unempfindlichkeit nicht schneller und nicht vollständiger eintreten.

Die obige Angabe, daß auf 100 ccm Lösung 1 mg *Suprarenin* verwendet werden, ist insofern ungenau, als 1 ccm der käuflichen Suprareninlösung 1:1000 = 16 Tropfen ist, während wir ihn zu 20 Tropfen rechnen. Diese geringe *Steigerung des Suprareninzusatzes* über das übliche Maß verstärkt die Anämie des Operationsgebietes, wodurch dem Abschwemmen des lokalanästhetischen Depots und dem Auftreten von Vergiftungserscheinungen entgegengewirkt, die schmerzstillende Wirkung an Ort und Stelle verschärft und verlängert und ein blutsparendes und klareres Operieren ermöglicht wird.

Bei besonders *stark durchblutetem oder besonders dickem Gewebe*, wie es die Schädelschwarte und oft auch das Gesicht darstellen, ist die schmerzstillende Wirkung der $^1/_2$%igen Novocainlösung nicht immer ausreichend. Ich verwende daher in derartigen Fällen meist eine 1%*ige* Novocain-Suprareninlösung. Um Verwechslungen zu vermeiden, wird bei der ausnahmsweisen Füllung des H.L.-Apparates mit dieser stärkeren Lösung über das Manometer des Apparates ein in die Augen fallender, dicker, blauer Gummiring gehängt.

Hinsichtlich der *verträglichen Menge* der schwachen Novocainlösungen, im besonderen der bei uns üblichen $^1/_2$%igen Novocain-Suprareninlösung, ist man nach meiner Erfahrung bei der H.L.A. praktisch nahezu unbeschränkt. Ich spritze bei großem Operationsgebiet häufig bei der ersten, dem Hautschnitt etwa $^1/_4$ Stunde vorausgeschickten Anästhesierung einen ganzen Zylinderinhalt = 250 ccm und mehr dieser Lösung ein, und ich scheue mich nicht, wenn sich später bei der Operation die Notwendigkeit der Nachanästhesierung ergibt, die gleiche Menge noch einmal nachzuspritzen. Ich habe bei vielen Hunderten derartiger Dosierungen niemals Vergiftungserscheinungen gesehen, obwohl nicht anzunehmen ist, daß bei der Operation aus dem freigelegten Gewebe nennenswerte Mengen des meist tiefer eingelagerten Anaestheticums wieder abflössen. In 250 ccm einer $^1/_2$%igen Lösung sind 1,25 Novocain, in 500 ccm 2,5 Novocain enthalten. Diese von mir oft verwendeten Mengen bewegen sich unterhalb der oberen Grenze der zumeist als noch zulässig angegebenen Werte, wofür z. B. KAPPIS und SIEGEL 3,3 nennen. FINSTERER verwendet bei Magenoperationen bis 1800 ccm einer 0,25%igen Novocainlösung = 4,5 g Novocain. SONNTAG sagt, daß von einer 0,5%igen Novocainlösung 250 ccm zulässig sind, daß aber oft das 2- und 3fache (= 3,75 Novocain) verwendet werden kann. GOLDHAHN bezeichnet als „mittlere klinische Höchstdosis" bei Novocain 3,0 g. Beruhigend ist, daß nach einem Bericht von HALLE in 2 Fällen versehentlich 300 ccm einer 5%igen (statt einer 0,5%igen) Novocainlösung = 15 (!) g Novocain ohne Vergiftungserscheinungen eingespritzt wurden. Im übrigen kommt es bei der Verträglichkeit nicht allein auf die *absolute Menge* des Novocains an, sondern auch auf die Konzentration der Lösung usw. Die gleiche Menge Novocain wirkt giftiger in stärkerer als in schwächerer Lösung.

Praktisch ist es so, daß ich *von der 0,5%igen Lösung ohne besondere Kontrolle so viel Lösung verwende, wie eben gebraucht wird.*

Umschnürt man eine Extremität zentral von der Einspritzungsstelle vor der Injektion mit einer Gummibinde bis zur Aufhebung der Zirkulation, so kann man, da die Anästhesierung zunächst am Übertritt in den Gesamtkörper vollständig verhindert wird, beliebige Mengen ohne Vergiftungsgefahr einspritzen. Nach der Operation kann die Schnelligkeit des Übertrittes der Lösung in den Gesamtkörper durch etappenweise Lockerung der Binde geregelt werden. Da aber die giftigen Bestandteile der Lokalanästhesierung bei längerem Aufenthalt in den Geweben durch die Körperzellen vernichtet werden, so sind nach einiger Zeit selbst bei plötzlicher einseitiger Abnahme der Binde keine Allgemeinstörungen zu befürchten. Bei der Amputation fließt außerdem ein Teil der angestauten Anästhesielösung oft aus der Amputationswunde ab oder wird nach der Abnahme der ESMARCHschen Binde durch den Blutstrom ausgeschwemmt. Man ist daher hinsichtlich der Menge der Anästhesielösung bei der v. ESMARCHschen Blutleere praktisch unbeschränkt und kann die gesamte abgeschnürte Extremität oder ihren Querschnitt mit lokalanästhetischer Lösung noch skrupelloser als bei freier Blutzirkulation durchtränken. Auf diese Weise kann an jedem Extremitätenabschnitt eine Leitungsanästhesie hergestellt werden.

Es erscheint zunächst merkwürdig, daß es bei der von mir gehandhabten Technik der H.L.A. niemals zu einer *Einspritzung in ein Gefäß* kommt. Beim Anstechen eines Gefäßes müßten sofort schwere Zeichen akuter Vergiftung auftreten, da bei dem schnellen Ausströmen großer Mengen L.A.-Lösung unter Hochdruck sofort große Mengen der Lösung in den allgemeinen Kreislauf gelangen würden. In dieser Richtung habe ich aber niemals etwas Verdächtiges beobachtet. Dabei schalte ich bei der Einspritzung niemals eine der sonst allgemein empfohlenen Sicherungen ein, wie das *probeweise Ansaugen* vor dem Spritzen oder die dauernde *Veränderung der Lage* der Nadelspitze während des Spritzens. Ich empfehle vielmehr ausdrücklich, die Nadel bei angeschlossener Druckleitung einzustechen und die Lösung *ohne vorheriges Ansaugen* und zumeist bei ruhender Nadel in großer Menge ausfließen zu lassen. Während des Vorschiebens der Nadel ist es ratsam, etwas Flüssigkeit ausfließen zu lassen, da die Gefäße hierbei durch den Druck der unter 2 Atü ausströmenden Lösung offenbar *weggedrängt* und vor dem Anstechen bewahrt werden, wie man ja auch oft beobachtet, daß bei tiefem senkrechtem Einstechen der Nadel in die Bauchdecken, sofern man hierbei Flüssigkeit ausfließen läßt, das Peritoneum nicht durchstochen, sondern durch eine Ödemblase vorgebuckelt wird.

Nach KLOTZ waren bis 1929 157 *Todesfälle* infolge von L.A. bekannt, hiervon aber nur $^1/_4$ bei Verwendung von Novocain, und nur 30 bei Infiltrationsanästhesie. SEEGER stellte 64 Todesfälle nach örtlicher Novocainanästhesie zusammen, von denen 23 bei Injektion in die Tonsillargegend, 5 bei Strumaanästhesie auftraten, wie überhaupt der Hals eine besondere Gefahrzone darstellt. Wenn man die in viele Millionen gehende Zahl der bereits ausgeführten und die ungeheure Zahl der täglich fortlaufend vorgenommenen Infiltrationsanästhesien berücksichtigt, von denen viele auch von ungeübter Hand gemacht werden, so wird man die L.A. als nahezu *absolut ungefährlich* bezeichnen können. Die H.L.A. macht von dieser angenehmen Regel nach den bisherigen Erfahrungen keine Ausnahme.

Eine *Allgemeinvergiftung* kann, sofern nicht gefährliche Präparate (Cocain) oder zu hoch dosierte Lösungen verwendet werden, dadurch zustande kommen, daß eine zu große Menge anästhetischer Lösung verwendet oder daß sie versehentlich in eine Vene oder in eine Arterie gespritzt wird. Die hervorstechendsten Zeichen einer derartigen Vergiftung sind plötzlich auftretende starke *Kopfschmerzen und Kollaps*, beim Einspritzen in eine Halsarterie *epileptische Anfälle*.

6. Die hydrodynamische Gewebspräparation der H.L.A.

Die Infiltration des Operationsgebietes mit der lokalanästhetischen Lösung verändert durch Aufquellen der interstitiellen Gewebsräume das Aussehen des Gewebes und mag dem, der hieran nicht gewöhnt ist, die *Präparation bisweilen erschweren*. Bei der H.L.A. tritt diese Infiltration insofern in der Regel nicht besonders stark hervor, als sich die Lösung hier, selbst bei unmittelbarer Einspritzung in das Operationsgebiet, meist schnell verbreitet und in die entferntesten Gewebsinterstitien abfließt. Wer zudem mit der Veränderung des Gewebes durch Infiltration vertraut ist, wird das kaum als einen Nachteil empfinden, ja er wird in vielen Fällen hieraus sogar einen Nutzen ziehen, indem er die Einspritzung der unter beträchtlichem Druck stehenden wäßrigen Lösung in die vorliegenden Gewebsinterstitien zu einer Trennung einzelner Organe voneinander ausnutzt. Ich habe dieses Vorgehen als „*hydrodynamische Gewebspräparation*" bezeichnet. Sticht man die Nadel unter Leitung des Auges in einen zwei Organe trennenden Gewebsspalt und läßt Flüssigkeit einströmen, so füllt die Flüssigkeit diesen Spaltraum im Augenblicke in großer Ausdehnung als eine Ödemblase an, drängt die bisher eng aneinanderliegenden Organe auseinander und läßt strangförmige Gebilde, in der halb durchsichtigen Wasserblase wie in eine Gallert eingeschlossen hervortreten. Will man die mechanische Trennung der auf diese Weise auseinandergedrängten Organe vollenden und die Ober-

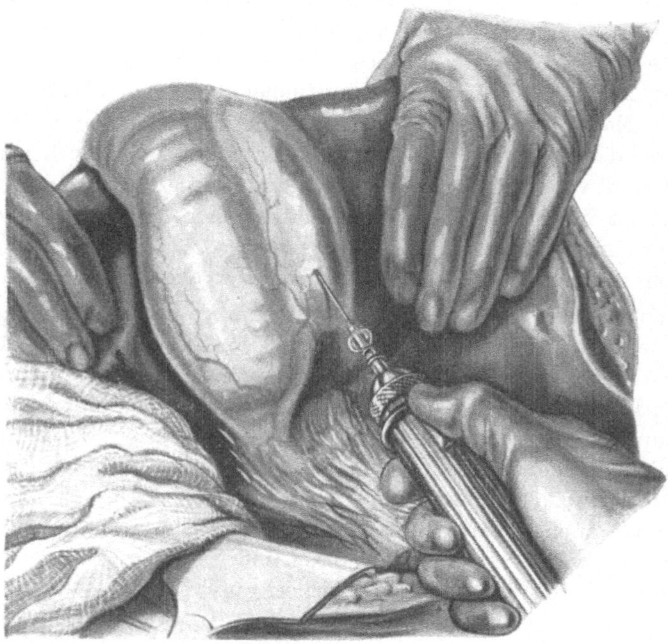

Abb. 4. Beispiel einer „hydrodynamischen Gewebspräparation". Durch den Druck der Anästhesielösung wird die Gallenblase von der Leber gelöst.

flächen der Organe präparieren, so hat man es meist nur noch nötig, den glasigen Zwischenraum mit der Schere zu eröffnen und die Organe mit dem Stieltupfer abzuwischen. Auf diese Weise lassen sich beispielsweise in recht bequemer Weise Muskel und Nerven auf weite Strecken isolieren, die Gallenblase wird aus dem Leberbett herausgepreßt und der Ductus cysticus erscheint (Abb. 4), man kann die kleinen Halsmuskeln von der Oberfläche der Struma abheben, peritoneale Adhäsionen lösen u. a. Manchmal wird ein Tumor nach Durchtrennung der Haut durch den Druck der hinter ihn gespritzten Anästhesielösung geradezu von selbst geboren, wie ein Atherom oder ein Lipom. Da sich die Flüssigkeit bei der H.L.A. in den interstitiellen Räumen zwischen den einzelnen anatomischen Gebilden von einer einzigen Stelle aus weit ausbreitet und die dynamische Präparation auf große Strecken ausdehnt, zeigen unsere später abgebildeten Röntgenbilder. Auch FLÖRCKEN rühmte kürzlich diese von mir oft empfohlene dynamische Gewebspräparation durch L.A.-Lösung.

Die Durchtränkung des Operationsgebietes, im besonderen die reichliche *subcutane* Unterspritzung, verändern bei der H.L.A. oft das äußere Relief des

Körpers und erschwert hierdurch die *Anlegung des Hautschnittes an richtiger Stelle*. Deswegen ist es bei uns Gesetz — wie übrigens auch bei allen Operationen in Narkose — daß der Hautschnitt *vor* dem Beginn der Einspritzung mit unserer unverwaschbaren blauen *Farblösung angezeichnet* wird[1]. Gleichzeitig werden die beabsichtigten *Einstichstellen* für die L.A.-Nadeln mit einem Farbpunkt markiert, was davor schützt, die *grobe* Nadel später in einer nicht durch eine mit *feiner* Nadel gebildeten anästhetischen Quaddel einzustechen und dem Kranken Schmerzen zu bereiten. Da bei uns sterile Wattestäbchen und ein Farbstoffgefäß stets gebrauchsfertig neben dem H.L.A.-Apparat stehen, so bedingt diese die Genauigkeit des Operierens erhöhende kleine Hilfsmaßnahme keinen Zeitverlust.

7. Die Gefahr der Ernährungsstörung bei der H.L.A.

Eine sehr wichtige Frage ist, ob die Durchtränkung des lebenden Gewebes mit lokalanästhetischer Flüssigkeit *das Gewebe etwa schädigt*. Grundsätzlich kann man annehmen, daß alles, was eine Änderung des normalen Gewebszustandes herbeiführt, auch die optimalen Lebensbedingungen der Zellen beeinträchtigt und hierdurch ihre Widerstandskraft herabsetzt. Wenn die Anästhesielösungen auch „*isotonisch*" hergestellt werden, so bleiben doch immer große *chemische Unterschiede* zwischen ihr und dem Protoplasma der Zellen bestehen, und auch die *mechanisch-physikalischen Lebensbedingungen* werden geändert, indem die Gewebe, die Zellen, die Blut- und Lymphgefäße durch die sich ausbreitende Lösung zusammengepreßt werden. Weiterhin wird die *Blut- und Lymphströmung* durch die konstringierende Wirkung des *Suprarenins* beeinträchtigt. Und schließlich kann die *Lähmung der trophoneurotischen Nerven* nicht ohne Einfluß auf die Lebensbedingungen der Gewebe bleiben. Bei der H.L.A., bei der das Gewebe eine Zeitlang unter den starken Druck von 2 Atü gesetzt wird, und die sich über große Strecken entlang den großen Gefäßen und Lymphbahnen ausbreitet, und die gewaltsam in die Gewebsspalten eindringt, muß gerade das mechanische Moment dieser Störungen besonders stark hervortreten.

Um so erstaunlicher ist es, daß diese sich auf mehrere Stunden erstreckenden tiefgreifenden Einwirkungen auf die Dauer *keine erkennbare Schädigung* hervorrufen, wie sie sich in einem Absterben des Gewebes oder in einer Herabsetzung der Widerstandskraft gegen Infektionen auswirken könnten.

Ein Absterben von Gewebe wird nach der L.A. so gut wie niemals beobachtet. Ich erinnere mich unter den Zehntausenden durch meine Hand gegangenen Fällen von L.A. und H.L.A. nur an ganz wenige Fälle, wo es im Bereich der Infiltrationszone einmal zu Ernährungsstörungen kam. In diesen wenigen Fällen aber ließ sich nachweisen, daß bei der Zusammensetzung der L.A.-Lösung Fehler vorgekommen waren, indem z. B. in einem Falle statt einer 0,9%igen eine 9%ige Kochsalzlösung zum Ansetzen der L.A.-Lösung benutzt wurde. Niemals dagegen konnte ich beobachten, daß bei der Verwendung ordnungsmäßiger Lösungen die Ernährung der Haut gelitten hätte, und zwar auch nicht an besonders gefährdeten oder mangelhaft unterpolsterten Stellen, wie z. B. über der vorderen Schienbeinkante.

An den vielfach gegebenen Rat, an dem schmalbrückigen *Finger und Zehen und am Penis* nicht größere Mengen von L.A.-Lösung als 2—3 ccm zu verwenden,

---

[1] Zusammensetzung dieser Farblösung siehe Fußnote S. 35.

habe ich mich nicht gehalten, sondern hier oft sehr reichlich eingespritzt, ohne jemals Schäden zu sehen.

Im Schrifttum wird auch vor der L.A. bei *plastischen Operationen* wegen der Gefahr von Ernährungsstörungen an gestielten Geweben gewarnt. Ich habe derartige nachteilige Beobachtungen nicht gemacht, obwohl ich mich nicht scheue, die H.L.A. bei Plastiken ausgiebig zu verwenden. Es erscheint recht unwahrscheinlich, daß das Hautepithel, dessen tagelanges Überleben nachgewiesen ist, dadurch in seiner Ernährung geschädigt und zum Absterben gebracht werden sollte, daß es einige Stunden aus der Zirkulation ausgeschaltet und mit einer physiologischen Novocain-Suprareninlösung durchtränkt wird. Wenn bei in L.A. ausgeführten Plastiken oder auch bei den berüchtigten, die Kniescheibe umkreisenden Schnitten *Nekrosen* eintreten, so beruht das wohl nicht auf der L.A., sondern auf ungünstiger Schnittführung oder auf falscher Anlage der Plastik, und die L.A. ist dann ein willkommener Prügelknabe, um den eigenen Fehler zu bemänteln.

Dagegen wird man die Infiltration von Geweben, die durch eine Erkrankung bereits in ihrer Ernährung geschädigt sind, mit großen Mengen L.A.-Lösung besser vermeiden und, wenn man hierzu doch gezwungen sein sollte, wenigstens den Suprareningehalt der Lösung vermindern oder weglassen. Als ernährungsgeschädigt sind anzusehen die distalen Abschnitte der Extremitäten bei mechanischer Unterbrechung der großen Gefäßleitung, bei Endarteriitis obliterans, Arteriosklerose, Diabetes oder RAYNAUDscher Erkrankung. In schlechtem Ruf steht die L.A. wegen der hierbei gelegentlich beobachteten Ernährungsstörungen auch bei der Operation des eingewachsenen Nagels älterer Leute (WOLFSOHN).

8. Die Infektionsgefahr bei der H.L.A.

Wenn aber auch eine grobe, zum Gewebstod führende Schädigung des Gewebes durch die L.A. nicht erfolgt, so kann doch eine relative *Herabsetzung der Widerstandskraft eintreten*, die sich am ehesten in der Begünstigung von Infektionen kundtun würde. Sie würde sich bei „aseptischen" Operationen in einer Steigerung der postoperativen Wundstörungen und Eiterung, sie würde sich bei bereits vorhandener Infektion in einer Verschärfung oder Ausbreitung der Entzündung zeigen. Aber auch in dieser Richtung stimmen theoretische Befürchtungen und praktische Erfahrungen nicht miteinander überein. Denn bisher wurden derartige Feststellungen jedenfalls bei *aseptischen* Eingriffen nicht gemacht, vielmehr pflegen die Wunden aseptischer Operationen nach L.A. mit der gleichen Sicherheit wie nach Narkosen zu heilen.

Etwas anders steht es um die Anwendung der L.A. *in einem bereits infizierten Gebiet*. Im Hinblick auf die naheliegende Gefahr, die Bakterien durch die infiltrierende Lösung in die Gewebsspalten einzupressen und den Eiter weiterzuverschleppen, wird die L.A. bei eitrigen Erkrankungen zumeist vollständig abgelehnt. Demgegenüber gibt es allerdings auch Stimmen, die der Anästhesierung entzündeter Gebiete geradezu eine heilende Wirkung zuschreiben.

Wenn man auf den dieser Arbeit beigegebenen Röntgenbildern sieht, wie außerordentlich weit sich die L.A.-Lösung in dem interstitiellen Gewebe ausbreitet, so wird man sich aber der Möglichkeit der Verschleppung keimhaltigen Materials auf diese Weise nicht verschließen können. Ich wende daher bei *phlegmonös-infiltrierten,* nicht streng auf ein begrenztes Gebiet beschränkten Eiterungen die L.A. in einer Form, in der sich die Lösung in die Tiefe oder über weite Bezirke ausbreiten kann, nicht an.

Dagegen trage ich keine Bedenken, die Haut und die sonstigen deckenden Weichteile, die durch Schnitt oder durch Lochexcision durchtrennt werden sollen, *über begrenzten Abscessen* mit der L.A.-Lösung zu infiltrieren oder einen *begrenzten Furunkel* vor der Spaltung oder der Ausschneidung zu umspritzen. Ich habe bei diesem oft geübten Vorgehen niemals eine Verstärkung oder eine Ausbreitung der Infektion beobachtet.

Auch die Eignung der L.A. zur *primären operativen Wundbehandlung* wird man unter dem Gesichtspunkt der Verschleppung von Infektionsmaterial und der Herabsetzung der Widerstandskraft des infiltrierten Gewebes gegen eingedrungene Bakterien bewerten müssen. Da die Infektionskeime zu dem Zeitpunkt der primären Wundbehandlung noch auf der *Oberfläche* der Wunde sitzen und noch nicht in das Gewebe selbst eingedrungen sind, so besteht bei der Infiltration der Wundumgebung mit Anästhesieflüssigkeit keine Gefahr, die Keime in das Gewebe mechanisch einzupressen oder sie in das Körperinnere zu verschleppen. Man darf eher annehmen, daß der beim Infiltrieren der Wundumgebung aus den eröffneten Gewebsporen oft austretende Flüssigkeitsstrom eingedrungene Keime und Schmutzteile ausschwemmt, also vorteilhaft wirkt.

Die *Widerstandskraft des Gewebes* in der Umgebung einer Wunde gegenüber einer Infektion scheint durch die Infiltration nach vielfachen Beobachtungen nicht vermindert zu werden. Man erinnert sich bei dieser Gelegenheit, daß auch bei der mechanisch und chemisch gleichsinnig wirkenden infektionsbekämpfenden „Tiefenantisepsis" nach KLAPP, mag sie auch keine Vorteile gezeitigt haben, und bei der Eigenbluteinspritzung in phlegmonös-entzündetes Gewebe nach LÄWEN Nachteile in dieser Richtung offensichtlich nicht hervorgetreten sind. Es ist sogar nicht ausgeschlossen, daß die durch die Infiltration der Wundumgebung mechanisch und medikamentös (Suprarenin) bedingte stundenlange Beeinträchtigung der Resorption insofern günstig wirkt, als die Bakterien längere Zeit an Ort und Stelle gefesselt werden und hierdurch den Abwehrkräften der örtlichen Zellen längere Zeit ausgesetzt werden.

Jedenfalls bestehen *keine Bedenken* gegen die Anwendung der L.A. bei der primären Wundbehandlung und sie wird in der Praxis bei der Anfrischung von Gelegenheitswunden tatsächlich vielfach verwendet. Beschränkungen werden der Anwendung aber dadurch auferlegt, daß die Größe vieler Wunden die Ausschaltung eines unverhältnismäßig großen Gebietes verlangt und die Spritzentechnik der gewöhnlichen L.A. hierfür zu umständlich oder zu zeitraubend oder nicht ausreichend erscheint. Diese Mängel gleicht die H.L.A. in ausgezeichneter Weise aus, indem sie auch große Wundgebiete mit wenigen Einstichen und in kurzer Zeit auszuschalten vermag.

Unter diesem Gesichtswinkel und in Anbetracht davon, daß die *Verwundeten, die im Kriege* oft in einem schweren Kollapszustand zur ersten Wundbehandlung kommen, eine Narkose äußerst schlecht vertragen, erscheint die H.L.A. als das gegebene Verfahren der Schmerzausschaltung bei der ersten Versorgung von *Kriegsverletzungen.* In der Tat wurde sie — verbunden mit der intravenösen Skopolaminzufuhr — hierfür vielfach verwendet, und die gute Verträglichkeit dieses Vorgehens gegenüber der Narkose wird besonders gerühmt

(ZUKSCHWERDT und ZOPFF). Die Anwendung im großen scheitert zumeist an der Unmöglichkeit, H.L.A.-Apparate in genügender Zahl in die vorderen Frontabschnitte zu bringen. Auf den für Kriegsverhältnisse zugeschnittenen *transportablen H.L.A.-Apparat*[1] sei daher an dieser Stelle hingewiesen. Weiterhin spielt bei der Wahl des Anästhesierungsverfahrens an der Front natürlich auch die „*Situationsindikation*" eine große Rolle: Es fehlt vielfach an der Zeit und an der Möglichkeit der Herstellung genügend aseptischer Operationsbedingungen, um nicht zu dem bequemsten aller Anästhesierungsverfahren, der Tropfnarkose, zu greifen.

Im *Seekrieg*, wo auf den Kriegsschiffen eine Fülle komplizierter technischer Einrichtungen und Apparate zusammengedrängt ist, und wo die erste Wundversorgung regelmäßig in einem guteingerichteten, vorbereiteten Operationsraum erfolgt, macht die Aufstellung und die Anwendung von H.L.A.-Apparaten an Bord keine Schwierigkeiten. Nimmt man noch hinzu, daß im Seegefecht die Wunden weitgehend „aseptisch" sind, und daß die meisten Verwundeten infolge der Schwere der Verletzung in einen schweren für Narkose höchst ungeeigneten Schockzustand zur ersten Wundversorgung kommen, so erscheint die H.L.A. für die Marine besonders geeignet. Hierauf hat STÖR eindringlich hingewiesen, und die Praxis scheint diese Erwartung bereits bestätigt zu haben.

9. Die Schwierigkeiten bei der Infiltration von Geweben.

Das Einbringen der L.A.-Lösung in das Gewebe macht in der Regel keine *Schwierigkeiten*. Das Gewebe läßt sich mit der Kraft der Hand oder mit dem 2-Atü-Druck der Kohlensäure leicht infiltrieren und seine einzelnen Schichten weichen unschwer auseinander. Auch die am Schädel und an der vorderen Schienbeinkante unmittelbar und fest aufsitzende Haut hebt sich, wenn die Nadelspitze in der richtigen Schicht liegt, leicht in Form einer sich nach außen vorbuckelnden Blase ab. Die Unterschiede der Widerstände, die die verschiedenen Gewebe dem Eindringen der Flüssigkeit entgegenstellen, erkennt man bei der H.L.A. sehr gut daran, daß der Flüssigkeitsspiegel in dem Standzylinder bei verschiedener Lage der Nadelspitze verschieden schnell und manchmal überhaupt nicht fällt. Meistens sinkt er schneller beim Zurückziehen als beim Vorschieben der Nadel.

Ernstliche Schwierigkeiten treten nur auf, wenn die Lösung in *enge, feste Spalträume*, z. B. in die Articulatio sacroiliaca, in ein Spatium interosseum, in die Intercostalräume, in straffes Binde- und Sehnengewebe, z. B. in das Lig. nuchae oder in die Sehne des Quadrizeps, und vor allem, wenn sie in *Narben* eingebracht werden soll. Hier können die Widerstände derartig groß sein, daß eine Imbibition mit Handkraft unmöglich wird, ja daß eher die Glasspritzen als das Gewebe gesprengt wird, und daß auch die 2 Atü der H.L.A. nicht ausreichen, wobei übrigens zu bemerken ist, daß mit der Hand ein wesentlich höherer Druck, bis etwa über 3 Atü erzeugt werden kann. Bei der Anwendung eines derartig hohen Druckes pflegen die Kranken auch über Schmerzen zu klagen. Gelingt das Einpressen von Flüssigkeit in verhärtetes Gewebe überhaupt nicht, so kann der Eingriff in örtlicher Betäubung nur durchgeführt werden, wenn die Nadelspitze zentralwärts verbracht und das gesamte Operationsgebiet von einem

---

[1] Hersteller: C. Erbe, Tübingen.

lokalanästhetischen Wall umgeben oder durch Leitungsanästhesie ausgeschaltet werden kann. Derartige Unterspritzungen und Umspritzungen gelingen aber bei festen Narben, besonders wenn sie am Knochen haften, häufig nicht und selbst allseitig abgeriegelte Hautnarben bleiben oft hartnäckig empfindlich. Besteht ein besonderer Grund, trotzdem auf die L.A. nicht zu verzichten, so kann man sich noch dadurch helfen, daß man eine 2%ige Novocainlösung mit einer *Metallschraubenspritze* (Abb. 5) in das Narbengewebe gewaltsam einpreßt. Hierbei läßt sich mühelos ein außerordentlich hoher Druck erzeugen.

10. Die zeitliche Operationsorganisation bei der H.L.A.

Manche Chirurgen können sich zu der Verwendung der örtlichen Betäubung in großem Stile deswegen nicht entschließen, weil ihnen dieses Verfahren gegenüber der Narkose *zu umständlich und zu zeitraubend* erscheint. Das ist aber, besonders im Großbetriebe, nur bedingt richtig, und die Lösung dieses Problems ist im wesentlichen nur *eine Frage der Organisation.*

Für die Narkose jeder Art benötigt man einen *besonderen Narkotiseur*, während bei der L.A. Operateur und Narkotiseur in *einer* Person vereinigt sind. Das bedeutet eine wertvolle Ersparnis an ärztlichen Arbeitskräften. Ich setze hierbei als selbstverständlich voraus, daß der Operateur die L.A. in der Regel *persönlich* durchführt. In der Tat bildet die Anästhesierung einen äußerst wichtigen, bisweilen den wichtigsten Akt der Gesamtoperation und der Operateur sollte ihn nicht einer fremden Hand anvertrauen. Überdies weiß, wenn es sich nicht um einfache oder schulmäßige Operationen handelt, oft der Operateur allein genau, wie die Operation durchgeführt werden soll und welche Gebiete ausgeschaltet werden müssen.

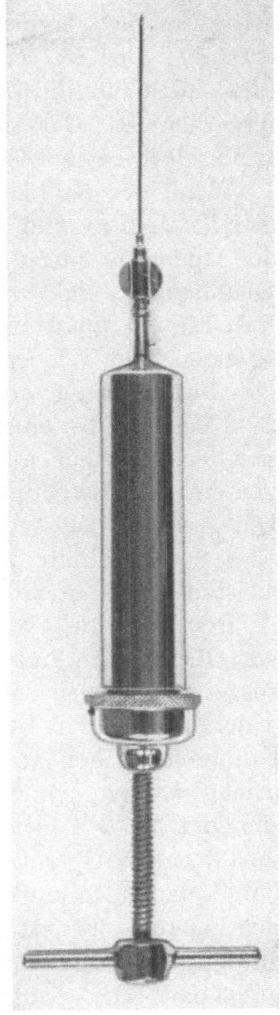

Abb. 5. Metallschraubenspritze zum Einpressen einer 2%igen Novocainlösung in Narbengewebe.

Nun nehmen die Ausführung der L.A. und der Eintritt des Toleranzstadiums für gewöhnlich freilich eine längere Zeit in Anspruch. Der *Hauptzeitverlust* wird hierbei dadurch bedingt, daß die Unempfindlichkeit „das Toleranzstadium", etwa 20—30 Minuten nach der Einspritzung auf ihrer Höhe ist, so daß der Operateur jedenfalls vor Ablauf von 10 Minuten nach Beendigung der Einspritzung nicht mit der Operation beginnen sollte. Aber der Eintritt des Toleranzstadiums dauert auch bei der Narkose eine gewisse, und zwar keine kürzere Zeit. Da aber hier ein besonderer Assistent die Betäubung bereits in dem Augenblick beginnt, in dem der Operateur mit dem Waschen anfängt, so ist, wenn der Operateur mit seiner aseptischen Einkleidung fertig ist, bei der Narkose auch das Toleranzstadium erreicht, und die Operation kann ohne Zeitverlust für den Operateur beginnen.

Wenn nun aber der Operateur die L.A. bereits vor seiner Waschung mit ungewaschener Hand und vor seiner aseptischen Kleidung in dem Augenblick, wo der Kranke in den Operationssaal und auf den Operationstisch kommt, beginnt, und sich erst nach Beendigung der Einspritzung zu waschen beginnt, so fällt die Wartezeit bis zum Eintritt der Unempfindlichkeit mit seiner Waschzeit zusammen, so daß auf diese Weise auch bei der L.A. ein Zeitverlust nicht entsteht. Der Zeitverlust gegenüber einer Narkose ist für den Operateur dann tatsächlich nur die Zeitspanne, die zur Vornahme der Einspritzung selbst erforderlich ist. Das sind aber bei der H.L.A. im Gegensatz zur gewöhnlichen L.A. selbst bei großem Operationsgebiet nur wenige Minuten.

Wenn der Kranke beim Eintritt des Operateurs in den Operationssaal auf dem Tisch liegt und der H.L.A.-Apparat griffbereit daneben steht, so braucht der Operateur nur den beabsichtigten Hautschnitt anzuzeichnen, die wenigen Quaddeln zu bilden, die große Nadel am Handgriff einzustechen und die L.A.-Lösung ausströmen zu lassen. Hier gibt es kein umständliches Wiederabsetzen und Wiederfüllen und kein mühsames Auspressen kleiner Spritzen. Die Durchführung der H.L.A. dauert selbst bei großem Operationsgebiet nur 2—3 Minuten, bei einer großen Struma höchstens etwa 2 Minuten. Dann wäscht sich der Operateur, und sobald er fertig eingekleidet ist, kann er in den inzwischen von einem Assistenten abgedeckten Operationsgebiet mit dem Schnitt beginnen. Der gesamte Zeitverlust beträgt also bei der H.L.A. gegenüber einer Narkose alles in allem nur wenige Minuten, die im Verhältnis zur Gesamtdauer der meisten Operationen nicht ins Gewicht fallen.

Der Zeitverlust wird auch dann nicht größer, wenn eine größere Anzahl von Operationen hintereinander am fortlaufenden Bande in örtlicher Betäubung ausgeführt werden. Da die Wirkung der H.L.A. mehrere Stunden anhält und in der ersten halben Stunde noch an Stärke zunimmt, so kann sie für den nächsten Fall immer schon vor Beginn der Operation des vorausgeschickten Falles gemacht werden. Sind beispielsweise mehrere Operationen in H.L.A. hintereinander für den gleichen Operateur angesetzt, so anästhesiert der Operateur, sobald er die Operationsabteilung betreten hat, ohne sich vorher zu waschen, Fall 1 und im unmittelbaren Anschluß hieran den Fall 2, wäscht sich, kleidet sich ein und operiert Fall 1, anästhesiert Fall 3, wäscht sich, kleidet sich ein und operiert Fall 2, anästhesiert Fall 4, wäscht sich, kleidet sich ein und operiert Fall 3 usw. Der gesamte Zeitverlust gegenüber der Vornahme dieser Operationen in Narkose ist also lediglich die Summe der wenigen für die Einspritzungen bei allen Fällen erforderlichen Minuten, im ganzen also bedeutungslos.

Bei einer derartigen Organisation werden zwischen Anästhesie und Operationsbeginn selbsttätig lange Wartezeiten eingeschaltet. Es macht nichts aus, wenn sich eine solche Wartezeit bis zu einer Stunde ausdehnt. Ein schwerer Fehler dagegen ist es stets, wenn mit der Operation kurz nach Beendigung der Einspritzung begonnen wird. Hierzu aber wird der Operateur immer wieder verleitet, wenn er, wie man das allgemein beobachten kann, gewaschen und aseptisch eingekleidet an den abgedeckten Operationstisch herantritt, die Anästhesie durchführt und nun auf den Eintritt des Toleranzstadiums tatenlos warten muß und ungeduldig wird.

Ich lege aber nicht nur wegen der Zeitersparnis, sondern gerade aus *Gründen der Aseptik* darauf Wert, daß der Operateur die H.L.A. mit *unsterilen Händen* und nicht *steril eingekleidet* ausführt. Denn bei der H.L.A. hat er es bei einiger Geschicklichkeit und Aufmerksamkeit in der Hand, das Operationsgebiet oder den zum Einstechen benutzten Teil der Nadeln nicht mit den Händen zu berühren oder sonst nicht gegen die Aseptik zu verstoßen. Die Aseptik wird aber strenger gewahrt, wenn der Operateur im Bewußtsein seiner Unsterilität jede Berührung der sterilen Nadel grundsätzlich unterläßt, als wenn er mit seinen doch niemals völlig keimfreien Händen unachtsam umgeht.

Ob das Operationsgebiet vor dem Einstechen der Nadeln mit einer *desinfizierenden Lösung* (Jod, Septotinktur, Tannin, Formalin usw.) abgewischt werden soll oder nicht, ist Glaubenssache. Da ich nicht der Ansicht bin, daß es auf diese Weise gelingt, die in den Hautporen befindlichen Haftkeime — und auf diese kommt es an — zu entfernen oder abzutöten, so verzichte ich zumeist auf diese im wesentlichen suggestive Maßnahme. Der dünne Einstich einer sterilen Nadel durch keimbeladene Haut ist nach allgemeiner Erfahrung ungefährlich. Man bedenke, daß die den heute so vielfach vorgenommenen percutanen Injektionen vorausgeschickten Desinfektionsmaßnahmen, sofern sich der Arzt hierzu überhaupt die Zeit nimmt, in der Regel reichlich hypothetischer Art sind, und daß es trotzdem so gut wie niemals zu einer Infektion kommt. „*Injektionsabscesse*" sind wohl immer durch eine Unsterilität der Spritzen, Lösungen oder Nadeln verursacht und dürften nicht durch die Hautkeime vermittelt werden.

11. Die räumliche Ausbreitung der H.L.A.

Unter den vielen Vorteilen, die die H.L.A. vor der gewöhnlichen L.A. besitzt, ist der des *Zeitgewinnes* besonders groß, und hierdurch werden Zeitverluste, die die übliche L.A. gegenüber der Narkose besitzen mag, zumeist ausgeglichen und vielfach sogar überholt. Das umständliche und ermüdende Aufziehen der Lösung, das ständige Absetzen der Spritze von der Kanüle und das häufig wiederholte Einstechen der Nadel fallen weg, da bei der H.L.A. nach der Quaddelbildung die auf dem Handgriff befestigte Nadel nur an einer oder nur an wenigen Stellen eingestochen zu werden braucht, und da in wenigen Sekunden durch Öffnen des Druckhahnes große Mengen L.A. selbständig in das Gewebe geschleudert werden. Der Unterschied in Zeitvergeudung, Umständlichkeit und Unsauberkeit bei der Handspritzenanästhesie und bei der H.L.A. ist etwa der gleiche, wie er zwischen dem handweisen Eingießen Liter um Liter beim Füllen eines Autotankes und zwischen dem Einlaufenlassen aus einer Druck-Tankpumpe besteht.

Der Hauptgrund der Zeitersparnis und auch der Steigerung der anästhesierenden Wirkung aber ist, daß die Lösung durch den ununterbrochenen Druck der ständig nachdrängenden *Flüssigkeit in dem interstitiellen Gewebe weit* vorgetrieben wird und sich von selbst so weit ausbreitet, daß es nicht nötig ist, die Nadelspitze überall dorthin zu bringen, wohin die Flüssigkeit lebhaft und flott ausströmt, was durch das *beträchtliche Kaliber* der im Außendurchmesser 1,15 bis 1,30 mm messenden Kanülen erreicht wird. Um den großen Widerstand beim Durchstechen der Haut leicht zu überwinden, haben die für die Haut bestimmten Nadeln eine *lanzettförmige Spitze* (Abb. 13 b und c), während die zum nachträglichen Einstechen nach Durchtrennung der Haut bestimmten Nadeln in der üblichen Weise *schräg angeschliffen* (Abb. 13d und e) sind, damit die Flüssigkeit aus dem fest anliegenden Stichkanal nicht leicht zurückströmen kann.

Während sich bei der gewöhnlichen L.A. die Spritze für Spritze eingespritzte Lösung immer nur in unmittelbarer *Nähe der Nadelspitze* ausbreitet, und man daher versuchen muß, das gesamte Operationsgebiet von zahlreichen eng beieinanderliegenden Einstichpunkten durch dicht gedrängte Nadelführungen unter dauerndem Ausspritzen voneinander berührenden Flüssigkeitsstreifen allmählich mit einem zusammenhängenden Netz von L.A.-Lösung zu umgeben (HACKENBRUCHscher *Rhombus*), breitet sich die unter hohem Druck und in ununter-

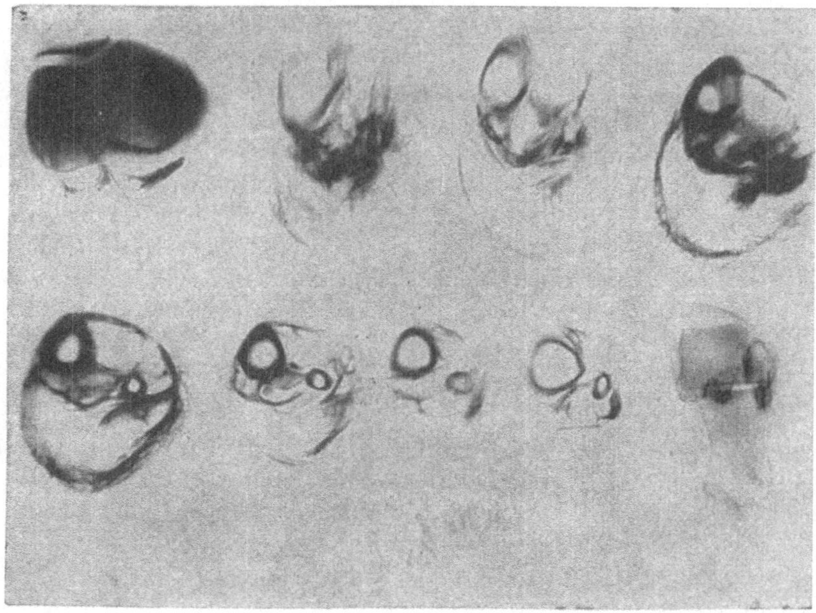

Abb. 6. Darstellung der Austreibung einer betäubenden Flüssigkeit mit Hilfe eines Röntgenkontrastmittels, das mit dem Hochdrucklokalanasthesieapparat in der Mitte des Unterschenkels bei ruhender Nadel eingespritzt wurde (Querschnittsanasthesie an einem zweiknochigen Gliedabschnitt).

brochenem Strome ausfließende Flüssigkeit bei der H.L.A. über große, manchmal 30 cm messende Strecken von der Nadelspitze aus. Die Flüssigkeit dringt hierbei bevorzugt in die *präformierten Gewebslogen* ein und breitet sich in ihnen schalenförmig oder schlauchförmig aus. Da die Nerven und die von einem schmerzleitenden Nervengeflecht umsponnenen Arterien in den interstitiellen Gewebslogen verlaufen, kommt die lokalanästhetische Lösung hierdurch bevorzugt mit diesen Gebilden in Berührung, sie taucht sie gleichsam in ein *Novocaindauerbad* und schaltet die feineren und oft auch die gröberen Nervenelemente im Sinne einer primitiven Leitungsanästhesie aus.

Eine anschauliche Vorstellung von dieser Art der Ausbreitung der H.L.A.-Lösung konnte erst durch die Anfertigung entsprechender *Röntgenbilder* nach Einspritzung eines Kontrastmittels gewonnen werden. Sticht man die Nadel des mit einem Röntgenkontrastmittel gefüllten H.L.A.-Apparates beispielsweise *an einer einzigen Stelle* in der Mitte des Unterschenkels ein und führt sie unter Ausspritzen von etwa 200 ccm langsam quer durch den Unterschenkel zwischen den beiden Knochen hindurch, so dringt die Lösung proximal bis über *das Kniegelenk* und distal *bis in den Mittelfuß* vor (Abb. 6). Hierbei werden, wie namentlich auf den Querschnitten zu erkennen ist, ausgesprochen die *Muskelinterstitien* benutzt, in denen die großen Nerven und Gefäße verlaufen, so daß die Bilder geradezu als röntgenologische Darstellung der topographischen Anatomie des Unterschenkels angesehen werden können.

Wie der Vergleich der Röntgenbilder nach der Einspritzung der gleichen Menge (200 ccm) eines Kontrastmittels im Bereiche des Unterschenkels einmal mit der Technik der *interstitiellen H.L.A.* und das andere Mal mit der Technik der BIERschen Venenanästhesie zeigt, gelingt mit der H.L.A. eine ausgedehntere, eine sich vorzüglich an die Nervenlogen haltende und *die Nerven direkt umspülende* Verbreitung der Lösung, während bei der Venenanästhesie die Flüssigkeit als ein zusammenhängender Klumpen an einer eng begrenzten Stelle liegen bleibt, der, in die Venen eingeschlossen, naturgemäß mit den Nerven *nicht in unmittelbare Berührung kommen* kann. Die Venenanästhesie, an deren Wirksamkeit an sich kein Zweifel besteht, hat sich nur wegen ihrer Umständlichkeit und wegen ihrer Zeitvergeudung nicht einbürgern können. Die H.L.A. des Extremitätenquerschnittes ist einfacher, in wenigen Sekunden ausführbar und mindestens ebenso wirksam. Der Hauptnachteil der *Venenanästhesie* gegenüber der H.L.A. ist der, daß sie *stets* eine Abschnürung benötigt, während diese bei der H.L.A. nicht obligatorisch wird, und daß die Schmerzhaftigkeit *wenige Augenblicke nach der Abnahme* der Abschnürung des intravenös eingelagerten Medikamentes wiederkehrt, während sie bei der H.L.A. unabhängig lange Zeit fortbesteht.

Bei der *Paravertebralanästhesie* breitet sich die Lösung, wie die Röntgenbilder zeigen, von *einer* Einstichstelle neben dem Wirbelkörper über 7, 8 oder 12 Wirbel aus, sie fließt auch auf die andere Seite der Wirbelsäule hinüber und lagert sich je nach der Lage der Einstichstelle auch auf der proximalen oder auf der distalen Oberfläche des Zwerchfelles ab (Abb. 7). Ein Flüssigkeitsdepot von vorn unter dem M. sternocleidomastoideus von einer Stichstelle aus angelegt, reicht von der Schädelbasis bis zur oberen Thoraxapertur und füllt am Hals die Gewebslogen und die Gefäßscheiden bevorzugt aus (Abb. 8). Die zur Anästhesierung einer Leistenbruchoperation von *einer* Stichstelle am oberen Ende des Operationsgebietes aus eingespritzte Lösung dringt nach allen Seiten flächenhaft auf weite Strecken vor und ummantelt im besonderen auch den Inhalt des Hodensackes. Ähnlich umfangreich ist die Ausbreitung, wenn man die Nadel an der Kreuzungsstelle des *Wechselschnittes* senkrecht in die Tiefe führt und hierbei Lösung auslaufen läßt. Spritzt man von der 3. Interdigitalfalte aus eine Lösung *unter die Palmaraponeurose*, so füllt sie nicht allein die gesamte Handfläche an, sondern sie breitet sich auch auf den Handrücken und den Unterarm aus. Das sind nur einige Beispiele dafür, daß sich die Lösung bei der H.L.A. von einer einzigen Stichstelle aus über Gebiete von einer bisher nicht geahnten Größe breitet.

Dieser andersartigen Ausbreitung der H.L.A.-Lösung muß eine Änderung der *Einspritzungstechnik* Rechnung tragen. Der Operateur, der durch die bisherige Lokalanästhesietechnik daran gewöhnt ist, das Operationsgebiet mit Fächern von anästhetischer Lösung zu umscheiden und lückenlos zu umspritzen, kann sich nur schwer an die neue Vorstellung gewöhnen, daß sich die an einer einzigen Stelle ausströmende Anästhesielösung *mit eigener Kraft über weite Strecken* ausbreitet und das Operationsgebiet oft vollständig umfließt. Die Nadel wird aber heute nicht an vielen eng nebeneinander liegenden Punkten eingestochen und unter ständigem Ausspritzen von Anästhesielösung in verschiedenen Richtungen hin- und herbewegt, um das Operationsgebiet mit einem zusammenhängenden Gitter von Anästhesiestreifen zu umscheiden. Sondern die Nadelspitze soll nach Möglichkeit ein präformiertes Gewebsinterstitium mit einem Stich von der Einstichstelle aus erreichen und die ausströmende Anästhesielösung soll sich in diesem präformierten Gewebsinterstitium mit eigener Kraft ausbreiten.

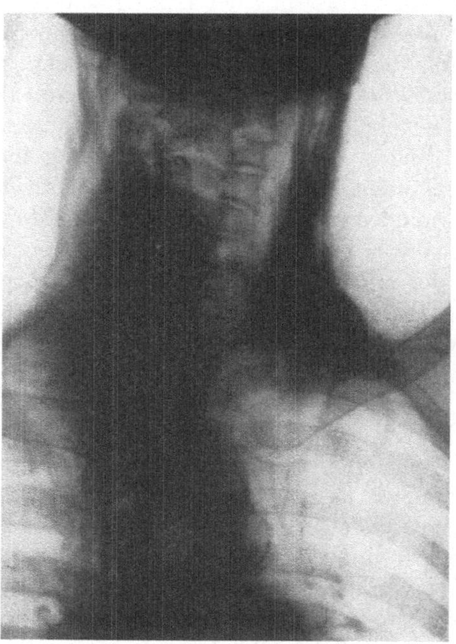

Abb. 7. Anästhesie zur Laminektomie. Ausbreitung der Anasthesielosung nach Einstich in der Höhe des 10. Brustwirbels rechts.

Abb. 8. Ausbreitung der Anasthesielösung beim Einstechen der Nadel am vorderen Rande des M sternocleidomastoideus (rechts 100 ccm, links 40 ccm Flussigkeit).

Da sich die unter hohem Druck austretende L.A. über sehr weite Strecken ausbreitet, so sind derartige Spritzstellen nur in weiten Abständen voneinander erforderlich.

Die *richtige Lage der Nadelspitze* in einem präformierten Bindegewebsraum erkennt man daran, daß die Flüssigkeit schnell in das Gewebe eindringt, was an dem *schnellen Sinken des Flüssigkeitsspiegels* im Anästhesiereservoir deutlich wird. Oft muß man feststellen, daß trotz Freigabe der Druckleitung der Spiegel des Anaestheticums im Reservoir nicht oder kaum sinkt. Dann liegt die Nadelspitze falsch. Bei vorsichtiger Änderung der Lage, im besonderen beim Zurückziehen, kommt dann meist plötzlich ein Augenblick, wo der Spiegel rasch sinkt. Jetzt liegt die Nadelspitze richtig und man läßt reichlich Lösung auslaufen.

Im *Subcutangewebe*, von dessen Durchtränkung mit Anästhesielösung die Schmerzlosigkeit der Haut abhängt, finden sich keine natürlichen Interstitien, und die Anästhesielösung kann sich daher nicht ohne weiteres auf weite Strecken flächenhaft ausbreiten. Namentlich bei starkem Fettreichtum des Unterhautzellgewebes, bleibt die Lösung im wesentlichen in der nächsten Umgebung der Nadelspitze liegen. Man muß daher die zu durchtrennenden subcutanen Gewebsabschnitte mit der alten Technik in der Schnittrichtung infiltrieren; das ist bei fetten Leuten mehrschichtig erforderlich, mit der H.L.A. aber schnell geschehen. Auch die über dem Fettgewebe liegende *Haut* wird nur dann mit Sicherheit vollständig unempfindlich, wenn sie von der Anästhesielösung

von unten unmittelbar bespült und emporgehoben wird. Zur Anästhesierung größerer Hautbezirke, wie sie z. B. zur Gewinnung THIERSCHscher oder REVERDINscherLäppchen notwendig ist, muß man daher Anästhesiestreifen an Anästhesiestreifen setzen (Abb. 9).

Man kann daher bei der H.L.A. auf die klassische Einspritzungstechnik von vielen Einstichstellen aus verzichten. Es genügt, das *Operationsgebiet von einer einzigen oder von wenigenEinstichstellen aus* unter langsamem Vorschieben und Zurückziehen der ständig Flüssigkeit ausspeienden Nadel zu infiltrieren.

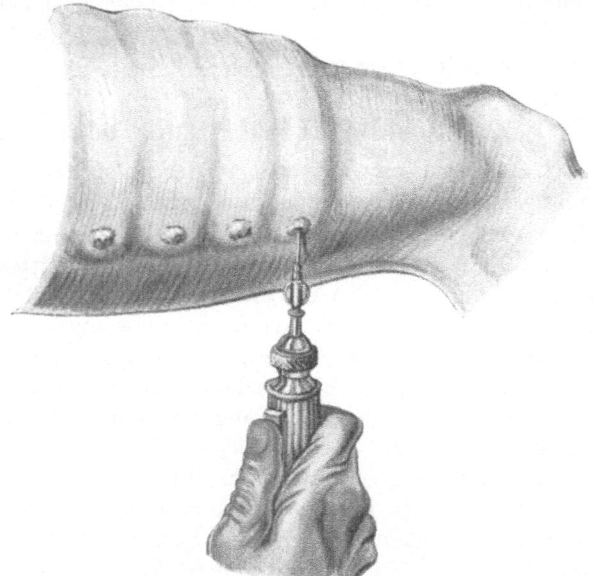

Abb. 9. Anästhesierung einer größeren Hautfläche durch ineinanderfließende, dicht unter der Haut liegende Anästhesiestreifen.

Oder man führt die Nadel mit einem Ruck in die Tiefe, und zwar möglichst in eine gefäß- und nervenführende *Gewebslage* und läßt dann eine größere Menge (30—100 ccm) von Flüssigkeit bei *ruhender Nadel* ausfließen, wobei man die Ausbreitung der Lösung in den nervenführenden Interstitien und die Ummantelung des Operationsgebietes sich selbst überläßt.

Auf diese Weise können von einem oder von wenigen Einstichpunkten aus große Gebiete schmerzlos gemacht werden. Die hieraus entspringenden Vorteile gegenüber der gewöhnlichen L.A. sind einleuchtend: Für die Ausschaltung z. B. der Spinalnerven im Bereiche des Brustkorbs *einer* Seite rechnet LÄWEN 12 Einstiche, bei der H.L.A. kommt man in der Regel mit 2 Einstichen aus. Zur Darstellung der Anästhesierung der Schnittlinie bei einer Gallenblasenoperation bildet WISCHNEWSKY nicht weniger als 9 in die Haut eingestochene Nadeln ab, wir kommen mit 1 Einstich aus! Die Verminderung der Zahl der percutanen Einstiche ist bei der H.L.A. gegenüber der gewöhnlichen L.A. also erheblich und spart dem Operateur Zeit und dem Kranken Schmerzen. Aber die Hauptsache ist und bleibt die *Vollständigkeit und Gründlichkeit der Schmerzausschaltung* und die *Beherrschung von Operationsgebieten in einer Größe*, wie sie von der gewöhnlichen L.A. niemals erreicht werden kann. Das geht, abgesehen von den täglichen Erfahrungen der Praxis, schon aus einem Blick auf die Röntgenbilder hervor.

Einen strengen *Unterschied* zwischen *örtlicher* Leitungsanästhesie und Infiltrationsanästhesie, wie es z. B. nach HÄRTEL (Schmerzbetäubung S. 45) gemacht wurde, gibt es, wenn man von der Infiltration einiger weniger großer Nervenstämme, wie etwa des Plexus brachialis, des N. mandibularis u. a. absieht, heute praktisch nicht mehr. Das Operationsgebiet wird eben in gleicher Weise umspritzt und infiltriert, und die gegeneinander unabgrenzbare Kombination erzeugt die vollkommene Schmerzlosigkeit.

Der H.L.A.-Apparat ist nicht an die Füllung mit Novocain gebunden. Es kann ihn jeder Operateur für seine ihm zusagende Anästhesielösung verwenden.

12. Einmalige Einspritzung oder etappenweise H.L.A.

Im allgemeinen wird man an der alten Forderung HEINRICH BRAUNs festhalten, daß die L.A. vollendet sein soll, *bevor die Operation beginnt,* und gerade die erweiterten Machtmittel der H.L.A. versetzen uns meist in die Lage, die L.A. auf *einen* Schlag vor Beginn des Hautschnittes in ganzer Ausdehnung herzustellen und zu vollenden, um so von vornherein eine fertige Novocainblockade zu schaffen. Es besteht daher heute weniger denn je Veranlassung, zu der *schichtweisen Infiltrationsanästhesie von* SCHLEICH zurückzukehren, bei der sich der Operateur unter abwechselnder Infiltration und Durchtrennung der jeweils vorliegenden Gewebschicht langsam und mühsam in die Tiefe tastete, eine Technik, die in der „*schleichenden Gewebsinfiltration*" von WISCHNEWSKY jüngst eine Auferstehung gefunden hat. WISCHNEWSKY infiltriert im bewußten Gegensatz zu der obigen Forderung BRAUNs die einzelnen Gewebsschichten Schritt für Schritt mit großen Mengen einer $^1/_4$%igen Novocainlösung bis zu einer Menge von 2 Litern. Seine unter einem kaum noch meßbaren Druck mit Handspritzen eingeführten Lösung bleibt an Ort und Stelle liegen, so daß sie nach Eröffnung der einzelnen Schichten zum größten Teil wieder abfließen oder abgesaugt werden kann.

Natürlich kommt es auch bei der H.L.A. gelegentlich vor, daß *Lücken in der Anästhesie* zurückbleiben, und das um so leichter, als man seine Ziele bei der H.L.A. sehr viel weiter als sonst stecken kann. Aber derartige Lücken sind bei der H.L.A. von unwesentlicher Bedeutung. Denn während das Nachspritzen von schmerzstillender Lösung bei der üblichen Handspritzenanästhesie zumeist recht langwierig und umständlich ist, geht das bei der H.L.A. im *Handumdrehen* vor sich, indem man die Nadel des jederzeit griffbereit liegenden aseptischen Handgriffs des H.L.A.-Apparates in einen Spaltraum des freigelegten Gewebes sticht und einen Schuß Flüssigkeit einlaufen läßt. Das bedeutet einen Zeitverlust von wenigen Sekunden, worauf man sofort weiter operieren kann.

Ein derartiges *Nachspritzen während der Operation* ist, wie das oben bereits auseinandergesetzt wurde, kein Schaden und keine Schande, ja man tut bei einem weit in die Tiefe reichenden Operationsgebiet mit großen Gefäßen oder sonstigen leicht verletzlichen Gebilden sogar gut, nicht immer von vornherein auf der Anästhesierung des gesamten Operationsgebietes zu bestehen, sondern sich *planmäßig auf Nachspritzen einzustellen.* Ein solches etappenweises Anästhesieren, das mit der schichtweisen Anästhesierung nichts zu tun hat, liegt

um so näher, als das Nachspritzen bei der H.L.A. so bequem und so schnell
wirksam ist. So tut man z. B. bei der *Thorakoplastik* fetter oder muskelkräftiger
Menschen besser die Intercostalnerven von vornherein nicht percutan anzu-
gehen, sondern man wird die Intercostalräume erst unter Leitung des Auges
mit L.A.-Lösung auffüllen, nachdem die vorgelagerten Muskelmassen durchtrennt und zur Seite gezogen sind. Man wird bei einer Struma permagna die
Infiltration des retrosternalen Raumes bis nach der Durchtrennung der
oberflächlichen Halsmuskeln und der Freilegung der seitlichen Kropfanteile
aufsparen. Man wird auch die Gegend des *Ganglion coeliacum* oder die *Mesenterien* des Magens oder des Darmes nicht durch die geschlossenen Bauchdecken
zu erreichen suchen, sondern sie erst nach Eröffnung des Bauches unter Leitung
des Auges infiltrieren.

13. Die Erreichung des Toleranzstadiums bei der H.L.A.

Die eingespritzte L.A.-Lösung muß, um das Gewebe schmerzlos zu machen,
alle zugehörigen sensiblen Nervenfasern *erreichen und unterbrechen*. Bei *feinen*
Nervenfasern ist das in wenigen Augenblicken geschehen, bei *dicken* Nerven-
stämmen braucht es dagegen mehrere Minuten, manchmal $\frac{1}{2}$ Stunde, bis der
Nerv von der ihn umspülenden Lösung durchtränkt und auch seine zentralen
Fasern erreicht und unterbrochen werden. Werden nicht alle nervenführenden
Teile des Operationsgebietes beim Ausspritzen der Lösung erreicht, sondern
wird die Lösung zunächst in den begrenzten flächenhaften oder kugeligen
Depots abgelagert, so ist der Eintritt der Unempfindlichkeit auch davon ab-
hängig, daß die Lösung durch Gewebsströmung oder durch Osmose in die
zunächst *nicht erreichten Schichten* dringt und die hier befindlichen Nervenfasern
erreicht.

Diese Langsamkeit des Durchdringens einer dicken Gewebsschicht von der
lokalanästhetischen Lösung und der Lähmung der hier gelegenen Nerven läßt
sich bei der OBERSTschen *Fingeranästhesie* in dem allmählichen Fortschritt der
Unempfindlichkeit von der Fingerbasis bis zur Spitze sehr deutlich beobachten.

Bei der *Haut* pflegt das Zustandekommen der Unempfindlichkeit nach
Unterspritzen besonders lange zu dauern, gelegentlich sogar auszubleiben.
Diese Verzögerung wird nicht durch die Dicke der Nerven oder der Nerven-
endkörperchen bedingt, sondern abgesehen von der Reichhaltigkeit schmerz-
leitender Nervenelemente durch die Festigkeit und Undurchdringlichkeit der
Lederhaut und des Stratum Malpighi, die dem Eindringen der im Unterhaut-
zellgewebe befindlichen Lösung lange Zeit erfolgreich Widerstand leisten. Diese
Verhältnisse machen eine besonders *dichte und ausgiebige Unterspritzung der
Haut* zur Pflicht. Nur dann wird die Haut sofort unempfindlich, wenn die
Lösung, *intracutan injiziert,* gewaltsam die Elemente der Lederhaut und der
Hornhaut auseinandertreibt und unmittelbar an die Nervenfasern herangebracht
wird, ein Vorgang, der sich durch die Bildung eines weißen, apfelsinenhaut-
ähnlichen *Quaddel* (SCHLEICH-RECLUSsche Quaddel) kennzeichnet. Wenn es also
eilt, kann man den Hautschnitt durch Anlegen eines derartigen Quaddelstreifens
augenblicklich unempfindlich machen.

Die dargelegten Verhältnisse sind der Grund dafür, daß die Unempfindlichkeit nach der Einspritzung der L.A.-Lösung in der Regel nicht mit einem Schlag

da ist, sondern sich erst im Laufe von *5 oder 10 Minuten* ausbildet und sich die Lösung bei der H.L.A. mit Vorliebe in den die großen Nervenstämme beherbergenden Gewebsinterstitien ausbreitet, es sich hierbei also zusätzlich oft um *eine Art Leitungsanästhesie* handelt. So nimmt gerade bei der H.L.A. die Stärke der Unempfindlichkeit besonders lange zu. *Langes Warten belohnt sich bei ihr doppelt.*

Die immer wieder gemachte Beobachtung, daß beim *Nachspritzen der H.L.A.* in operativ freigelegtes Gewebe die Schmerzlosigkeit in der Regel *schlagartig* eintritt, beruht offenbar darauf, daß der hohe Druck die Lösung sofort mechanisch bis in die feinsten Spalten des Gewebes treibt, so daß die hier gelegenen feinen Nervenelemente mit der Lösung augenblicklich in Berührung kommen und sogleich ausgeschaltet werden. Es braucht hier nicht wie bei der gewöhnlichen L.A. eine langsame Imbibition des Gewebes abgewartet zu werden. Auch dieser Punkt bildet einen wesentlichen Vorzug der H.L.A., da auf diese Weise beim *Nachanästhesieren* während des Operierens so gut wie *keine Zeitverluste* auftreten.

14. Die H.L.A.-Apparate.

Der *Hochdrucklokalanästhesieapparat* (Abb. 10) wurde seit seiner ersten vor 12 Jahren erfolgten Konstruktion in vielen Punkten verbessert, und es wurde auch ein zweiter *tragbarer Apparat* (Abb. 11) gebaut, der in erster Linie für das Feld und dann auch für kleine Krankenanstalten bestimmt ist[1]. In den letzten 8 Jahren wurde der große Apparat nicht mehr geändert, da er allen Ansprüchen genügt und keine schwachen Stellen aufweist. Wir haben unsere Apparate seit vielen Jahren im Gebrauch, *ohne daß nennenswerte Reparaturen notwendig* gewesen wären. Natürlich muß von Zeit zu Zeit eine neue Kohlensäurebombe angeschlossen, gelegentlich muß der Schlauch der durch vieles Kochen leidet, ausgewechselt und die Kanülen müssen ersetzt werden. Eine Kohlensäurebombe langt bei starker täglicher Benutzung viele Monate, da eine Bombe zum Austreiben von etwa 3000—4000 Füllungen des Zylinders zu je 250 ccm reicht. Da eine Kohlensäurebombe nur wenige Mark kostet, spielt dieser Faktor geldlich keine Rolle.

Die in dem Vorratszylinder befindliche L.A.-Lösung bleibt während des Gebrauches und beim Nichtgebrauch des Apparates steril. Der *Zylinder* braucht daher zwischen den einzelnen Operationen nicht neu entkeimt oder gewechselt zu werden, sondern es werden *immer nur Schlauch, Handgriff und Nadeln für jede neue Operation neu sterilisiert.* Auch die in dem Zylinder verbliebenen Reste von Novocain-Suprareninlösung werden vor der nächsten Operation nicht weggegossen, sondern der Zylinder wird fortlaufend neu aufgefüllt, so daß *keine Verluste an Novocainlösung* auftreten. Mehrere Stunden alte Lösungen werden wegen der schnellen Zersetzung des Suprarenins, die man an der rötlichen Verfärbung der Lösung erkennt, natürlich weggeschüttet.

Erst wenn das tägliche Operationsprogramm erledigt ist, wird auch der Zylinder neu sterilisiert und wieder eingesetzt. Man kann ihn sogar sofort mit neuer Novocainlösung, aber *ohne* Suprareninzusatz, füllen. Der Zylinderinhalt wird dann nicht unter Druck gesetzt. Der gefüllte Apparat steht auf diese Weise wie eine Tankpumpe *zum jederzeitigen Gebrauch bereit*, wobei dann nur die

---

[1] Hersteller der Apparate: C. Erbe, Tübingen.

erforderlichen Tropfen Suprarenin durch den Trichter eingefüllt und der Druck auf 2 Atü gebracht zu werden brauchen.

Der jetzige *große H.L.A.-Apparat* (Abbildung 10), der bei stationären Verhältnissen und im Großbetrieb dem tragbaren Apparat vorzuziehen ist, besteht aus einem 250 ccm fassenden, graduierten, dickwandigen, abnehmbaren *Glaszylinder*, der an seinem unteren Ende einen mit Absperrhahn versehenen Ausfluß zum Ansatz des Schlauches trägt. Im Inneren des Glaszylinders befindet sich ein *Schwimmer*, der den Stand der im Zylinder befindlichen Flüssigkeit und dessen Sinken die Geschwindigkeit des Ausströmens der Anästhesielösung anzeigt. Der Schwimmer schließt den unteren Zylinderausgang in dem Augenblick selbsttätig ab, in dem die Flüssigkeit verbraucht ist, so daß es zu keiner Gaseinblasung in das Gewebe kommen kann. An dem Glaszylinder kann durch eine einstellbare Marke der Stand der Lösung beim Beginn jeder Anästhesie angezeigt werden, so daß man die Menge der verbrauchten Lösung jederzeit feststellen kann.

Das obere Ende des Glaszylinders ist durch

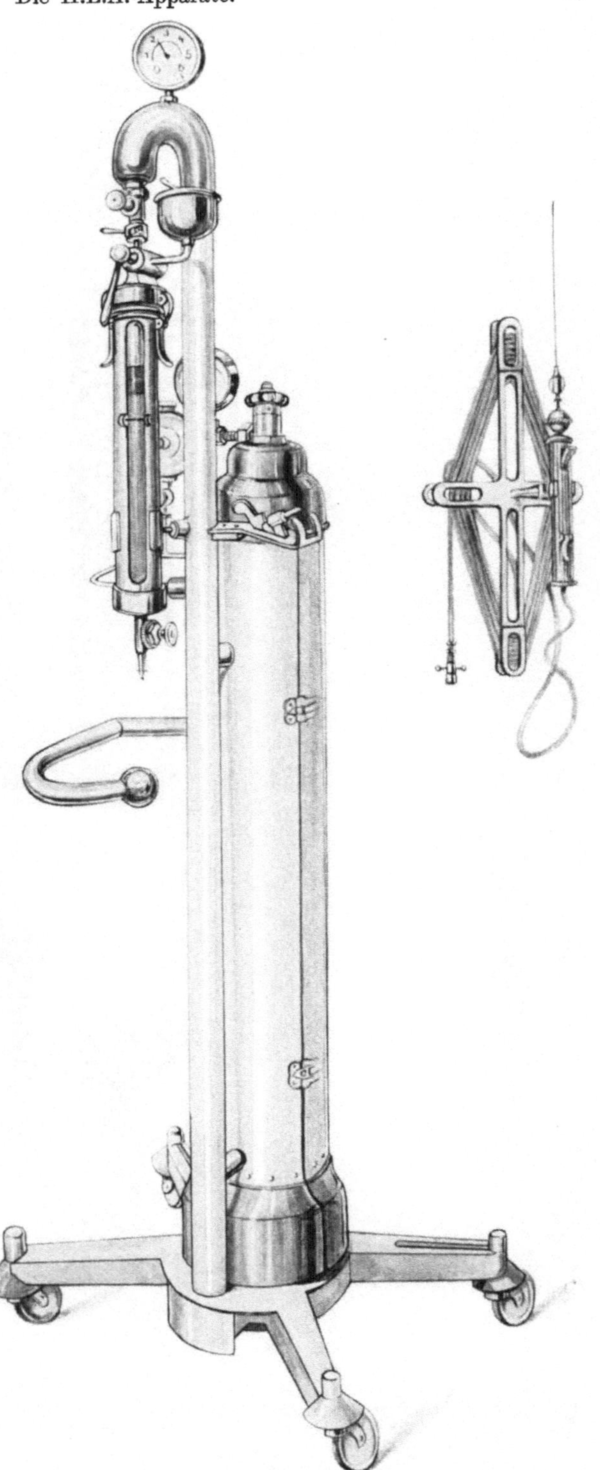

Abb. 10. Der große Hochdrucklokalanästhesieapparat nach KIRSCHNER mit großer Kohlensäurebombe. Rechts der auswechselbare Handgriff mit Schlauch.

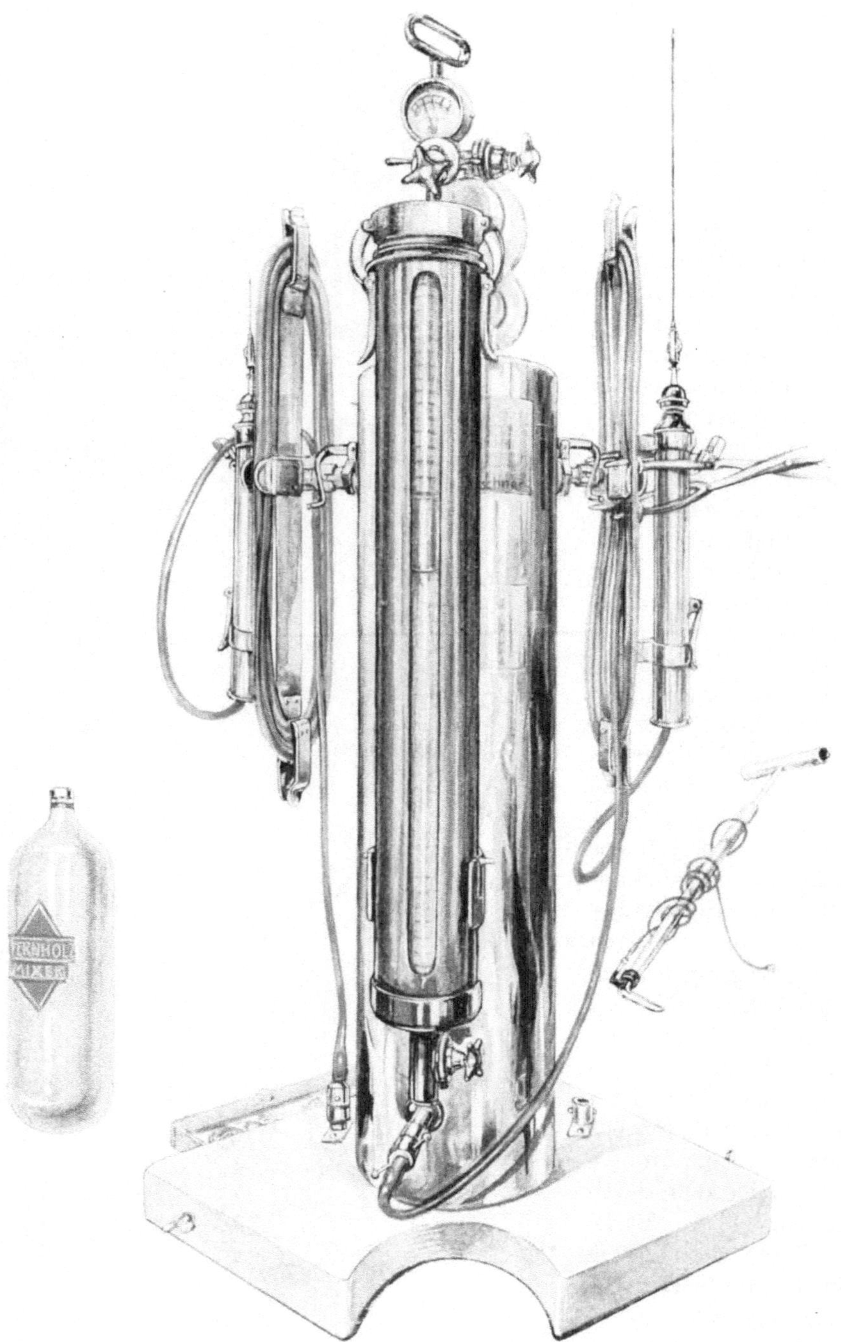

Abb. 11. Der tragbare Hochdrucklokalanästhesieapparat nach KIRSCHNER mit 2 Handgriffen. Links kleine
Kohlensäurebombe, rechts Handpumpe zum Füllen des Windkessels.

einen *abnehmbaren Deckel* luftdicht verschlossen, in dessen Mitte eine mit einem
Zweiwegehahn versehene Rohrleitung angeschlossen ist.

Bei der einen Hahnstellung wird der Glaszylinder mit einem oberhalb angebrachten, mit Deckel versehenen *Metalltrichter* verbunden, der zum Einfüllen der Anästhesielösung und der Suprareninlösung dient. Während dieser Zeit lastet auf dem Zylinder kein Überdruck. Bei der anderen Hahnstellung ist der Glaszylinder unter Zwischenschaltung mit einer als Ständer ausgebildeten *Gaskammer* von etwa 5 Liter Inhalt verbunden. Die Leitung der Gaskammer kann außerdem durch einen Schraubhahn gesperrt werden. Die Gaskammer steht weiter unterhalb unter Zwischenschaltung eines Reduzierventils und eines Absperrhahns mit einer großen *Kohlensäurebombe* in Verbindung. Der jeweilige Inhalt der Kohlensäurebombe kann an einem *Manometer* abgelesen werden, so daß man nie unversehens durch Erschöpfung der Kohlensäure überrascht werden kann.

Der Druck in der Gaskammer kann an einem am höchsten Punkte angebrachten *Manometer* abgelesen werden. Er wird mit Hilfe des Reduzierventils für gewöhnlich auf 2 Atü gehalten.

An dem unteren Ansatz des Glaszylinders kann durch Bajonettverschluß ein 2 cm langer *Schlauch* aus besonders starkem Gummi angeschlossen werden, der

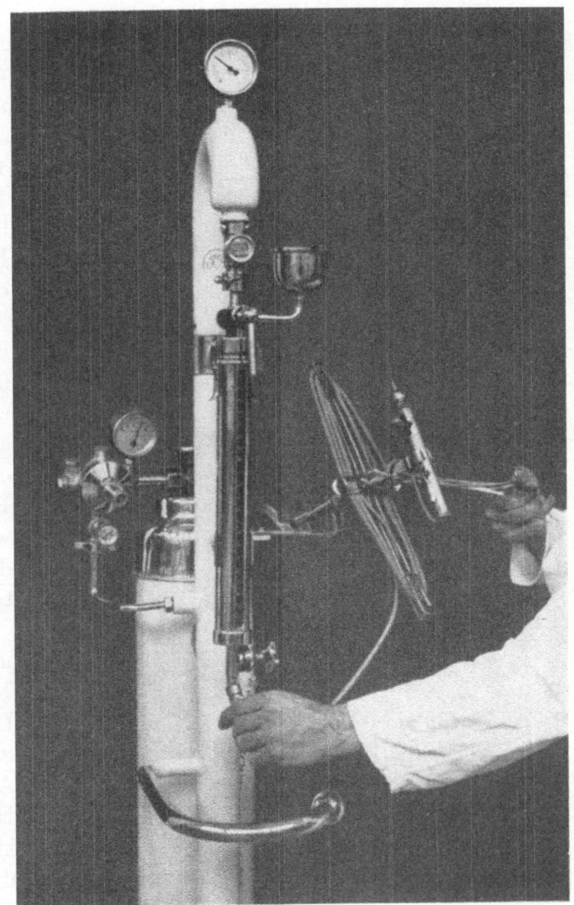

Abb. 12. Befestigen des den Schlauch und den Handgriff tragenden Metallkreuzes unter Wahrung der Aseptik an dem Hochdruckapparat.

an seinem anderen Ende einen *Handgriff* zum Ansetzen der *Injektionsnadeln* mit Bajonettverschluß trägt. Das durch den Handgriff ziehende Schlauchende wird in Ruhestellung *durch eine Feder zusammengedrückt und verschlossen.* Diese Feder kann durch Druck auf einen Hebel mit dem Daumen der haltenden Hand leicht überwunden und hierdurch der Zufluß zu der Nadel geöffnet werden. Beim Nachlassen des Druckes wird der Zufluß wieder gesperrt. Die den Schlauch zusammenpressende Feder soll bei Nichtgebrauch des Apparates und vor allem während Sterilisation *entspannt werden,* damit der Schlauch nicht unnötig zusammengepreßt und geschädigt wird.

Der Schlauch läßt sich auf vier federnde Klammern eines *Metallkreuzes* aufwickeln, und der Handgriff kann auf diesem Kreuz befestigt werden. So bilden Schlauch, Handgriff und Kreuz einen *einheitlichen gedrungenen Körper*, der von dem übrigen Apparat abgenommen, in einem mittelgroßen Kocher oder Sterilisator entkeimt und von einer undesinfizierten Hilfsperson vermittels einer sterilen Zange *unter Wahrung der Aseptik* wieder aufgesteckt werden kann (Abb. 12). Diese 3 Teile werden *vor jeder neuen Operation* abgenommen, sterilisiert und wieder an dem Apparat befestigt. Es ist ratsam, für jeden H.L.A.-Apparat mindestens 2 derartige Aggregate, bestehend aus je 1 Haltekreuz, 1 Schlauch und 1 Handgriff, vorrätig zu halten, damit diese Teile immer umschichtig sterilisiert und ausgewechselt werden können und damit keine Stockungen im laufenden Operationsbetrieb erfolgen. Da auch der Glaszylinder, wie bereits erwähnt, abnehmbar ausgebildet ist, können *alle* Teile, die mit der L.A.-Flüssigkeit in Berührung kommen, sterilisiert werden. Beim Glaszylinder ist das aber nicht vor jeder Operation nötig.

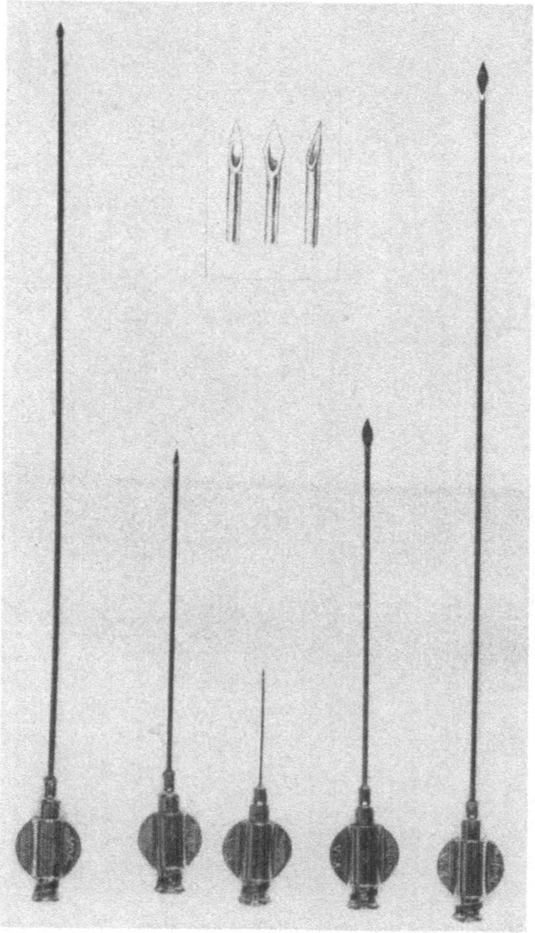

Wir sterilisieren diese Teile im Heißdampfsterilisator bei 120⁰. Sodalösung, die die L.A.-Lösung sofort unwirksam macht, darf an keinen Teil des Apparates kommen. Steht ein Heißdampfsterilisator nicht zur Verfügung, so muß man die Teile in *destilliertem* Wasser kochen. Sofern der Apparat überhaupt gebraucht wird, wird der Zylinder jeden Tag einmal, das Schlauchaggregat aber vor jeder neuen Operation neu sterilisiert.

Abb. 13. Hohlnadeln für die Hochdrucklokalanästhesie nach KIRSCHNER in 5 verschiedenen Ausführungen. a feine Nadel für intracutane Quaddeln; b kurze, c lange Nadel mit lanzettformiger Spitze; d kurze, e lange Nadel mit kurzer, schräg angeschliffener Spitze.

Die *Nadeln* werden auf den Handgriff durch Bajonettverschluß befestigt, damit sie durch den Flüssigkeitsdruck nicht unversehens abgeschleudert werden können. Es gibt 5 Sorten von Nadeln (Abb. 13): Zunächst eine *dünne, kurze* Nadel für die Herstellung der Hautquaddel. Von den übrigen 4 Nadeln haben zwei *6 cm Länge* und einen äußeren Durchmesser von 1,15 mm, und zwei haben *15 cm Länge* und einen Durchmesser von 1,3 mm. Je eine lange und eine kurze für das Durchstechen der Haut bestimmte Nadel ist mit einer *lanzettförmigen Spitze*, die andere lange und kurze, für das freigelegte Gewebe bestimmte Nadel ist mit gewöhnlicher *schräger Spitze* versehen. Der aus den dicken Nadeln herauskommende Strahl wird bei 2 Atü mehrere Meter weit geschleudert, wovon man sich gelegentlich überzeugt, um das richtige Arbeiten des Apparates festzustellen.

Der gesamte H.L.A.-Apparat ist auf Gummirollen *leicht fahrbar*, so daß er bequem von einem Raum in den anderen gefahren und an der zweckmäßigsten Stelle aufgestellt werden kann. Im Großbetrieb empfiehlt es sich, in jedem Operationssaal einen eigenen Apparat aufzustellen. Wir verfügen an der Klinik und Poliklinik im ganzen über 7 H.L.A.-Apparate.

Der für das Feld und auch für kleinere Betriebe bestimmte *tragbare H.L.A.-Apparat* (Abb. 11) unterscheidet sich von dem großen im wesentlichen dadurch, daß zur Erzeugung des Druckes nicht eine große Kohlensäurebombe, sondern eine Handluftpumpe verwendet wird. Mit wenigen Kolbenstößen erhält der 22 Liter fassende *Vorratswindkessel* eine für viele große Anästhesien ausreichende Füllung. Eine Füllung von 10 Atü reicht für 20—30 Anästhesien. Man kann die Füllung des Windkessels aber auch durch den vorübergehenden Anschluß an eine *große Kohlensäurebombe* oder durch den dauernden Anschluß an kleine für Bierdruckapparate käufliche *Kohlensäurehandbomben* bewerkstelligen. Die sonstige Apparatur des transportablen Apparates stimmt in allen Einzelheiten mit der Apparatur des großen Apparates überein, im besonderen besitzt der Zylinder beider Apparate die gleiche Kapazität von 250 ccm. Es sind also bei der ärztlichen Handhabung des tragbaren Apparates keine Einschränkungen erforderlich.

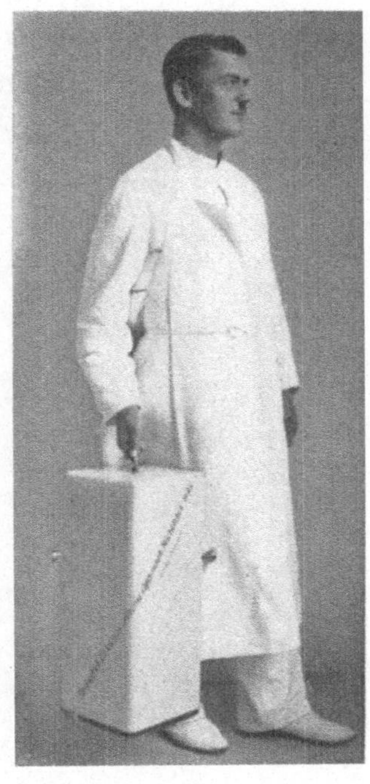

Abb. 14. Der tragbare Hochdruck-lokalanästhesieapparat mit Schutzkasten.

Der tragbare H.L.A.-Apparat kann in einem Kasten von 85:24:24 cm, der also etwa die Größe eines Mikroskopkastens hat, untergebracht werden. Er ist dann an einem Handgriff leicht zu tragen und ist auch gegen gröbere äußere Einwirkungen eines *Transportes* gut geschützt (Abb. 14).

Es ist in der Regel ein gutes Zeichen für eine neue Vorrichtung, wenn sie gleichzeitig oder kurz nacheinander *von mehreren Seiten erfunden* wird, also gleichsam in der Luft liegt, und es ist ein noch besseres Zeichen, wenn eine bereits vorhandene Konstruktion *nachgeahmt* wird. Als erster beschrieb Moskowicz 1901, um die vielen mühsamen Injektionen mit kleinen Spritzen zu ersparen, einen L.A.-Apparat. Er bestand aus einer etwa 300 ccm, zur Hälfte mit Cocainlösung gefüllten Flasche, in der mit einer Luftspritze ein Überdruck von 1,5 Atü erzeugt wurde und aus der diese Lösung durch Schlauch, Handgriff und Nadel ins Gewebe eingespritzt wurde. Der gleiche Apparat wurde dann, nachdem bereits 1931 mein H.L.A.-Apparat herausgekommen war, von Mandl 1933 noch einmal erfunden. Im gleichen Jahre empfahl Hollenbach die Verwendung einer mit Nadel und Schlauch versehenen

200 ccm-Spritze, deren durch ein Schraubengewinde vorgetriebene Stempel bis 1,5 Atü Druck erzeugen konnten.

„Verbesserte", meinem Apparat ziemlich eng nachgeahmte H.L.A.-Apparate wurden von Schürch in der Schweiz, von Bloch-Vauthier in Paris konstruiert und von der Firma Schaerer in Bern herausgebracht. Ich kann an ihnen keine Vorzüge, eher manche Nachteile entdecken.

15. Die allgemeine Technik der H.L.A.

Der Kranke erhält auf der Krankenabteilung bis zu 1 ccm der *Skopolamin-Eukodal-Ephetonin-Lösung* schwach intramuskulär. Schwache, jugendliche oder

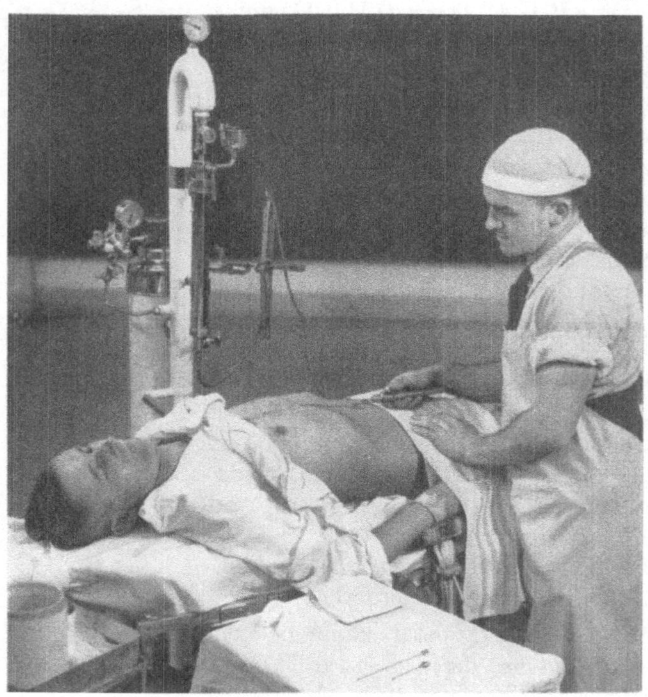

Abb. 15. Einspritzen ohne Abdeckung des Operationsfeldes. Der Hochdrucklokalanästhesieapparat steht dem Operateur gegenüber. Der Handgriff des Apparates ist mit der feinen Quaddelnadel versehen. Das Operationsfeld ist gereinigt und der Schnitt angezeichnet Auf dem aseptisch abgedeckten Tisch liegt noch eine kurze und eine lange lanzettförmige Nadel.

alte Kranke erhalten entsprechend weniger oder 0,01 bei 0,015 Pantopon oder nichts. Vor kleinen oder oberflächlichen Eingriffen sind derartige narkotische Mittel meist überflüssig.

Der Kranke liegt mit genügend entblößtem Operationsgebiet auf dem Operationstisch. Der *sterile H.L.A.-Apparat ist gefüllt* und dem Operateur gegenüber so aufgestellt, daß dieser den Schwimmer des Apparates gut beobachten kann (Abb. 15). Der Handgriff des Apparates ist mit der feinen Quaddelnadel versehen und am Apparat in dem vorgesehenen Halter befestigt. Eine kurze und eine lange lanzettförmige Nadel, eine anatomische Pinzette, ein Zeichenstäbchen, zwei Stieltupfer und einige lose Tupfer liegen auf einem kleinen, *aseptisch abgedeckten Tischchen steril* bereit, daneben steht ein offener

Topf mit gefärbter alkoholischer 3%iger Zephirollösung und ein offener Topf mit blauer, unverwaschbarer Farblösung[1] (Abb. 16).

Der nicht desinfizierte und nicht aseptisch eingekleidete Operateur wischt das Operationsgebiet mit dem einen in die *Zephirollösung* getauchten Stieltupfer ab und wischt es mit dem anderen Stieltupfer wieder trocken. Auf diese Hautdesinfektion kann aber auch verzichtet werden. Das Operationsgebiet braucht nicht aseptisch abgedeckt zu werden. Es ist jedoch zweckmäßig, die Seite, von der man die große Nadel einführt, mit einem sterilen Tuch abzudecken, damit eine Verunreinigung der Nadel durch Kleidungsstücke usw. vermieden wird.

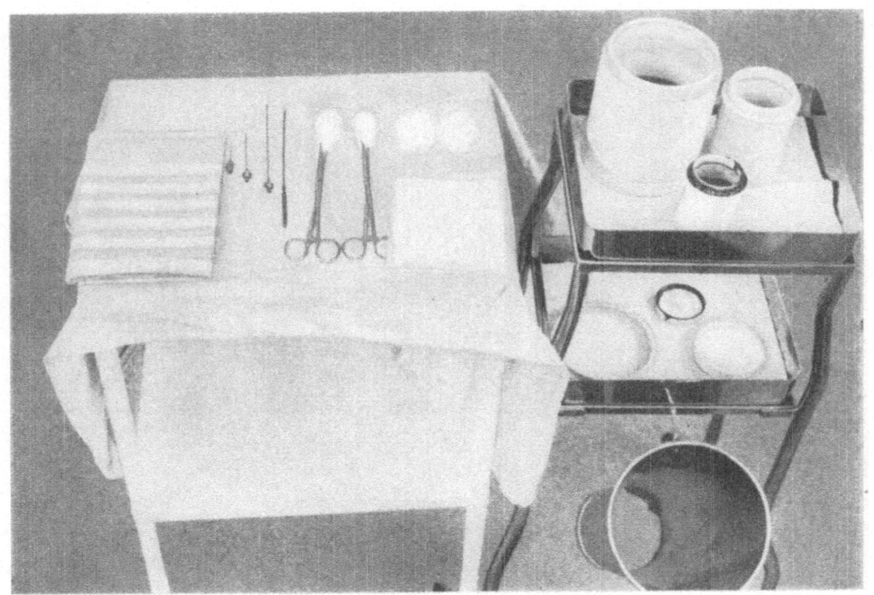

Abb. 16. Steril abgedecktes Tischchen mit einem großen Handtuch, mit einer Quaddelnadel, je einer kurzen und langen lanzettförmigen Nadel, mit einem Stäbchen zum Anzeichnen des Schnittes, mit 2 Stieltupfern und mit einigen Tupfern und einem kleinen Handtuch.

Dann zeichnet der Operateur den beabsichtigten Hautschnitt und die beabsichtigten Einstichpunkte für die Nadeln mit der *Farblösung* an.

Mit der feinen Nadel werden an den gekennzeichneten Punkten intracutane *Hautquaddeln* angelegt, wobei nach Durchstechen der Haut auch das daruntergelegene Subcutangewebe infiltriert wird.

Je nach der Ausdehnung des Operationsgebietes wird nunmehr am Handgriff des H.L.A.-Apparates die feine Nadel mit der kurzen oder mit der langen *lanzettförmigen Nadel* vertauscht, wobei der Operateur Sorge trägt, die Nadeloberfläche nicht mit seinen unsterilen Fingern zu berühren. In der Quaddel eines markierten Einstichpunktes wird die lanzettförmige Nadel genau in der Richtung des beabsichtigten Stiches durch die Haut gestoßen. In der Regel infiltriert man zunächst die *tiefen* Gewebsschichten oder legt ein anästhetisches Depot zunächst *in der Tiefe* an. Hierzu wird die Nadel mit einem Ruck bis in das tiefe Interstitium vorgestoßen. An der Veränderung des Widerstandes

---

[1] Zusammensetzung der Farblösung: Basenfreier Farbstoff „Violett ätherlöslich" der Höchster Farbwerke 2,0, Benzol 100,0, Bencylharz 10,0.

fühlt man in der Regel, daß der gewünschte Spaltraum erreicht ist. Man läßt
dann *bei ruhender Nadel* 20—100 ccm Anästhesielösung ausströmen und beobachtet hierbei das Sinken des Schwimmers im Zylinder. Sinkt der Schwimmer
nicht *schnell*, so ist das ein Zeichen, daß die Nadelspitze nicht richtig in dem
Gewebsinterstitium liegt. Man zieht sie dann zunächst etwas zurück, oder

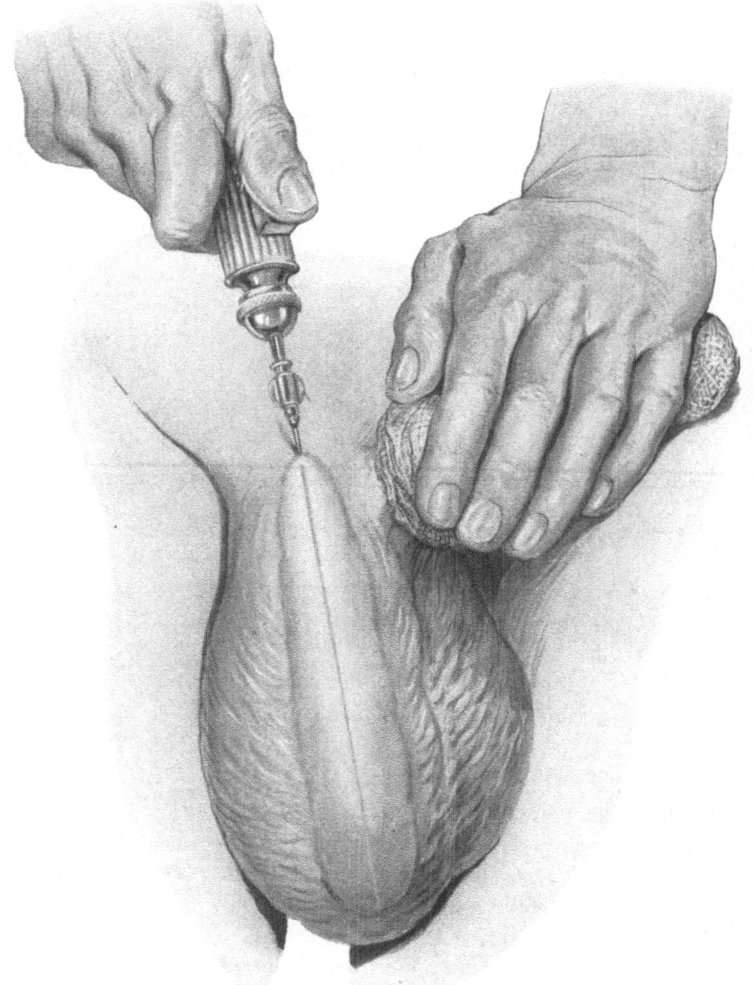

Abb. 17. Hautschnittunterspritzung.

schiebt sie noch einmal etwas vor, bis der Flüssigkeitsspiegel im Zylinder *schnell
fällt*. Will man kein Depot anlegen, sondern *eine größere Strecke infiltrieren*, so
läßt man unter beständigem langsamen Vorschieben der Nadel dauernd Anästhesielösung ausfließen, wobei man die genügende Schnelligkeit des Aus-
fließens an dem Sinken des Schwimmers im Zylinder kontrolliert. Fließt die
Lösung beim Vorwärtsschieben nicht schnell aus, so bewegt man die Nadel
entsprechend langsam. Meist geht das Ausfließen dann beim Zurückziehen mit
ausreichender Geschwindigkeit vor sich.

Man legt dann in der Regel von der gleichen Stichstelle aus noch oberflächlichere Depots oder Infiltrationsstreifen an. Der angezeichnete *Hautschnitt muß stets unmittelbar unter der Haut gesondert unterspritzt werden*, so daß sich die Haut emporhebt (Abb. 17). Um in der Länge des Schnittes nicht beschränkt zu sein, dehnt man die subcutane Unterspritzung nach beiden Seiten um ein beträchtliches Stück über den Farbstrich aus.

In gleicher Weise geht man von den anderen, etwa noch vorgesehenen, blau gekennzeichneten und mit Quaddeln versehenen *Einstichpunkten* aus vor, bis das gesamte Operationsgebiet abgeriegelt, ummantelt oder infiltriert ist.

Der Kranke bleibt nun $^1/_4$—$^1/_2$ *Stunde* unter der Obhut seines *„psychischen Narkotiseurs"* oder einer Schwester liegen, eine Zeit, die der Operateur zur etwaigen Anästhesierung auch noch des übernächsten Operationsfalles und zu seiner Waschung und sterilen Einkleidung benutzt. Inzwischen desinfiziert ein besonderer Assistent das Operationsgebiet des ersten Falles und deckt steril ab, so daß der Operateur nach seiner Desinfektion und aseptischen Einkleidung bei dem fertig hergerichteten Kranken *ohne Zeitverlust* mit der Operation beginnen kann. Während der Herrichtung des Operateurs wird auch der *H.L.A.-Apparat neu gefüllt* und durch Aufsetzen *eines neuen sterilen Aggregates* mit neuem Schlauch und Handgriff versehen, der von der Instrumentenschwester mit einer glatt abgeschliffenen Nadel versehen auf den Instrumententisch griffbereit für den Operateur bereitgelegt wird. Der psychische Narkotiseur verabfolgt dem Kranken je nach seinem Seelenzustand, nach seinen Kräften und nach der Größe des geplanten Eingriffes vor Beginn des Hautschnittes noch bis zu 1 ccm *Skopolamin-Eukodal-Ephetonin* schwach intravenös.

Nun wird mit der Operation begonnen. Sollte die Anästhesie nicht ausreichen, oder wird bei der Operation ein für die Ausbreitung der L.A.-Lösung besonders geeigneter Gewebsspalt freigelegt, oder sollen Organe „hydrodynamisch" getrennt werden, so wird *ein Schuß L.A.-Lösung nachgespritzt*, was aus dem bereitliegenden Handgriff nur wenige Sekunden in Anspruch nimmt. Ein angetroffener großer Nerv kann mit Hilfe der kleinen, dünnen Quaddelnadel angestochen und besonders infiltriert werden.

B. Spezieller Teil.

1. Die Eingriffe am Kopf.

Mit Rücksicht auf die reichliche Blutversorgung am Kopf empfiehlt es sich im allgemeinen, statt der üblichen $^1/_2$%igen eine 1%ige Novocain-Suprareninlösung zu verwenden.

a) Alle Gehirnoperationen werden grundsätzlich in Lokalanästhesie gemacht. Gerade beim Gehirn, das gegenüber Druckschwankungen und allen mechanischen Einwirkungen so außerordentlich empfindlich ist, und dessen operative Behandlung sich oft über viele Stunden hinzieht, tritt der große Vorteil der örtlichen Betäubung, der völligen Schonung der Körperkonstanten und der Anämisierung des Operationsgebietes einschneidend in den Vordergrund. Nur bei unruhigen Kranken ist die Verabfolgung einer Avertin-Darmnarkose erforderlich, die DANDY in seiner Gehirnoperationslehre als das Ideal der Schmerzausschaltung bei Gehirnoperationen bezeichnet.

Da der Schädelknochen, die Hirnhüllen und das Gehirn selbst unempfindlich sind, so bedarf es nur der Schmerzausschaltung der Haut und der an einzelnen Stellen vorhandenen Muskeln, was sehr einfach ist. Der mit blauer Farbe angezeichnete Hautschnitt wird reichlich unterspritzt (Abb. 18). Die unterspritzte Stelle springt wie eine Wurst hervor. Hierbei können infolge des festen Haftens der Galea an dem Knochen Schmerzen auftreten. Der Kranke soll daher bei diesem Vorgang bereits unter der Wirkung eines beruhigenden Medikamentes stehen, und man muß gegebenenfalls die Einspritzung verlangsamen (Druck auf 1 Atü stellen!) oder sich langsam einschleichen. Aus Gründen der Blutsparung ist es ratsam, außer dem Hautschnitt auch den gesamten Hautlappen zu unterspritzen, indem man einen sich vorbuckelnden Ödemstreifen neben dem anderen

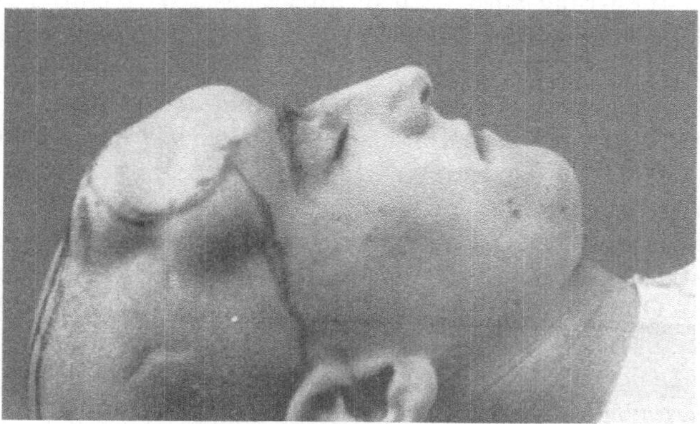

Abb. 18. Örtliche Betaubung zur Eröffnung des Schädels. Die Haut des mit Farblösung umgrenzten Operationsgebietes wird durch die Anasthesielösung beetartig emporgehoben.

anlegt und diese Streifen ineinander übergehen läßt, so daß er sich in seiner Gesamtheit wie eine flächenhafte zentimeterdicke Geschwulst über das sonstige Schädelniveau erhebt. Beim Durchschneiden dieses sulzigen Gewebes fließt dann Flüssigkeit ab und es blutet nur aus wenigen größeren Arterien.

In ähnlicher Weise werden Geschwülste oder frische Wunden unempfindlich gemacht. Geschwülste müssen stets unterspritzt werden, so daß sie sich emporheben. Frische Wunden werden in einer Entfernung von einigen Zentimetern umspritzt, da die Lösung sonst wieder vollständig abläuft. Das Ausfließen von etwas Anästhesielösung schadet allerdings nichts, kann sogar nützlich sein, da hierdurch ein reinigender Flüssigkeitsstrom in der Wunde von innen nach außen zustande kommt.

Bei den Eingriffen im Bereich des Kleinhirns müssen außer der Haut die die Hinterhauptschuppen deckenden Muskeln bis auf den Knochen infiltriert werden. Von den den Schnitt umrahmenden Hautquaddeln aus wird die Nadel zunächst rechts und links bis auf die Hinterhauptschuppe eingestoßen und man läßt nun unmittelbar auf den Knochen reichlich Lösung ausströmen. Sie verbreitet sich flächenhaft über die gesamte Hinterhauptschuppe. Dann wird die obere Nackenmuskulatur durchtränkt, indem die Nadel in querer Richtung in mehreren Etagen unter dauerndem Ausspritzen durch sie hindurchgeführt wird. Zum Schluß wird die Schnittlinie stark unterspritzt, so daß sich die Haut stark emporwölbt.

Bei einseitigem und im Bereiche des Hinterhauptes begrenztem Operationsgebiet, wie es z. B. bei der Freilegung der Trigeminuswurzel von der hinteren Schädelgrube aus in Frage kommt, wird das unterspritzte Gebiet natürlich entsprechend kleiner bemessen.

Im Bereiche des Gesichtes begegnet die Anwendung der H.L.A. keinen Schwierigkeiten. Das Operationsgebiet wird infiltriert. Da sich die leicht quellbare Gesichtshaut durch die Infiltration meist erheblich verschiebt, muß der Hautschnitt unbedingt vorher angezeichnet werden. Bei kosmetischen Gesichtsoperationen ist die H.L.A. nur dann empfehlenswert, wenn die Schnittflächen und die Nahtstellen im voraus genau festgelegt werden können, da sonst die Aufquellung eine Formgestaltung nach Augenmaß unmöglich macht. Man wählt in solchen Fällen besser wenig hochkonzentrierte L.A. (2—4% Novocain) oder Narkose.

Bei Operationen am Oberkiefer wird außer der Schnittlinie die Flügelgaumengrube mit L.A.-Lösung ausgefüllt, indem man die Nadel in der Richtung auf das Ganglion Gasseri einsticht und bei ruhender Nadel so reichlich Flüssigkeit ausströmen läßt, daß sie in alle Spalträume dieser Gegend eindringt. Man kann natürlich auch das Ganglion Gasseri selbst mit meinem Zielapparat punktieren und 1 ccm einer 4%igen Novocainlösung einspritzen. Aber die Durchtränkung mit H.L.A.-Lösung ist einfacher, weil es hierbei auf die genaue Lage der Nadelspitze nicht ankommt. Man kann auf diese Weise Oberkieferresektionen völlig schmerzlos machen.

Bei Operationen am Unterkiefer wird das Operationsgebiet umspritzt, wobei man die Nadel auch unmittelbar auf den Knochen führt, damit er von Lösung umspült wird. Führt man die Nadel auch an der Innenseite des Kiefers in die Höhe, so wird auch der N. mandibularis ausgeschaltet, und man hat es nicht nötig, ihn vom Munde aus mit $2^1/_2$%iger Novocainlösung besonders zu unterbrechen.

Bei Eingriffen im Munde und an der Zunge genügt die Umspritzung und Durchtränkung mit H.L.A. Bei der großen Beweglichkeit der Zunge macht man zunächst an ihrem vorderen Rande eine kleine Stelle unempfindlich, legt hier einen Haltefaden an, an dem man die Zunge dann fest in der Hand hat. so daß man auch ihre hinteren und die unteren Teile sicher infiltrieren kann. Man hat es dann wohl niemals nötig, den Zungengrund von außen her zu durchtränken, indem man eine Nadel durch die Haut oberhalb des Zungenbeins einführt und sie bis auf die im Munde in die Gegend des For. coecum gelegte Zeigefingerspitze führt.

Meines Wissens ist niemals etwas davon bekannt geworden, daß die Infiltration der Gegend des Zungengrundes oder des Kehlkopfeinganges ein Glottisödem mit Atemstörungen veranlaßt hätte, was naheliegend erscheint.

2. Die Eingriffe am Halse.

Alle Eingriffe am Halse sind mit der H.L.A. ungemein leicht zu behandeln. Denn abgesehen von der Haut sind es nur wenige leicht erreichbare Spalträume, die mit L.A.-Lösung zu füllen sind.

So lange das Operationsgebiet dicht unter der Haut liegt, wie z. B. bei allen Eingriffen an der Luftröhre, genügt die Infiltration des Unterhautzellgewebes und der Haut, und auch die Operationen am Kehlkopf bis zu seiner Exstirpation sind unschwer dadurch zu beherrschen, daß die Spalträume zu seinen beiden Seiten mit L.A.-Lösung gefüllt werden.

Bei tiefer führenden Eingriffen am Hals, bei Drüsengeschwülsten, branchiogenen Tumoren, Cysten, Fisteln, ist es vor allem von Bedeutung, den Raum unter dem M. sternocleido-mast., in dem die großen Gefäße verlaufen, reichlich mit L.A.-Lösung zu beschicken. Man sticht zu diesem Zwecke die Nadel am vorderen Rande des Muskels in der Richtung auf die Art. carotis ein und läßt reichlich Flüssigkeit ausströmen (Abb. 8, S. 24). Je nach der Lage des Operationsgebietes wählt man einen oberen oder unteren Abschnitt des Muskels zum Einstich, obwohl sich die Lösung, wie das beigegebene Röntgenbild zeigt, von einem Punkte über große Strecken ausbreitet. Reicht das Operationsgebiet weit kranial, so kann man die Nadel bis in die Nähe der Schädelbasis führen, während man anderseits durch caudalwärts gerichtetes Einführen der Nadel unter den Ansatz des Muskels am Sternum auch den retrosternalen Raum beschicken kann. Lücken der Anästhesie sind im Verlaufe der Operation leicht auszufüllen. Der Hautschnitt wird gesondert unterspritzt.

Am häufigsten macht man von der H.L.A. am Halse bei der Operation der *Strumen* Gebrauch. Nach blauer Anzeichnung des queren Hautschnittes werden Einstichstellen angezeichnet und mit Quaddeln versehen: Eine in der Mitte des Hautschnittes, je eine oberhalb des Operationsgebietes, wo man den Finger am bequemsten auf die Art. carotis führen kann, und je eine unterhalb des Operationsgebietes im Bereich des Jugulums am vorderen Rande des M. sternocleido-mast. Von den oberen Einstichstellen führt man die Nadel schräg aufwärts in Richtung der Art. carotis und läßt auf jeder Seite 40—50 ccm ausfließen. Von den unteren Einstichstellen führt man die Nadel unter die Muskeln und spritzt je gegen 30 ccm Lösung ein. Schließlich wird von der in der Mitte des Hautschnittes angelegten Quaddel aus das Subcutangewebe unter dem Hautschnitt auf jeder Seite in einer tiefen und oberflächlichen Schicht reichlich unterspritzt.

Nach Durchtrennung der Haut und Abpräparieren der Hautlappen ist es ratsam, die vor der Unterbindung der Hautgefäße nun vorliegenden kleinen Halsmuskeln namentlich an den Seiten und in der Richtung auf die Art. thyr. sup. noch mit einem Schuß L.A.-Lösung zu infiltrieren.

3. Die Eingriffe am Brustkorb und am Rücken.

Unter den Operationen an den deckenden Weichteilen spielen, sofern es sich nicht um Erkrankungen der Haut oder Geschwülste (Lipome) des Subcutangewebes handelt, die Eingriffe an der Mamma die größte Rolle. Sie lassen sich mit der H.L.A. sehr gut beherrschen. Bei allen die Brustdrüse betreffenden Eingriffen wird die lange Hohlnadel zunächst von der Seite aus in den retromammären Spalt eingestochen und nun reichlich Flüssigkeit ausgelassen. Hierdurch wird die Brustdrüse emporgehoben und schwimmt schließlich wie eine Pelotte auf einer großen Wasserblase. Dann folgt noch die Unterspritzung des Hautschnittes entweder in radiärer Richtung oder in der submammären Falte zur Aufklappung der Brustdrüse.

Auch die *Amputatio mammae* läßt sich in H.L.A. durchführen. Solange es sich nur um die *Amputation der Brust* im engeren Sinne handelt, macht die

Unterspritzung und Umspritzung des Operationsgebietes natürlich keine Schwierigkeiten.

Bei der *klassischen Amputation mit Wegnahme der beiden Pectoralismuskeln und dem Ausräumen der Achselhöhle* liegen die Dinge, zumal bei dicken Frauen, nicht so einfach, weil das Operationsgebiet hier sehr ausgedehnt ist, so daß zahlreiche Einstiche und viel Anästhesielösung erforderlich sind. Ich mache diesen Eingriff daher in der Regel in Narkose und nur dann in H.L.A., wenn eine besondere Gegenindikation für das Verwenden der Allgemeinbetäubung besteht. Zur örtlichen Betäubung wird der angezeichnete Hautschnitt reichlich unterspritzt. Dann führt man die lange Hohlnadel am lateralen caudalen Rande des M. pectoralis major und unter dem Muskel in Abständen von etwa 5 cm voneinander in der Richtung nach dem Brustbein, Schlüsselbein und Ansatz des großen Brustmuskels derartig ein, daß der gesamte Raum zwischen einem Brustmuskel und Brustkorbwand von einem Gitter parallel zueinander verlaufender Anästhesielösungsstreifen durchzogen ist. Die Nadel wird hierbei jedesmal weit in Richtung Brustbein und Schlüsselbein vorgeschoben, so daß die ausströmende Flüssigkeitsmenge von dem an entsprechender Stelle auf die Haut gelegten Finger wahrgenommen wird. Auch der Ansatz des M. pectoralis major muß vollständig durchtränkt werden. Auf diese Weise können bis 400 ccm Lösung verbraucht werden. Man warte mit dem Operationsbeginn $^{1}/_{2}$ Stunde.

Bei den *Eingriffen am Brustkorb* selbst und in seinem Inneren handelt es sich zunächst immer um die Resektion von Rippen, sei es, daß die Erkrankung von ihnen ausgeht, sei es, daß sie den Zugang zu den intrathoracalen Organen versperren.

Zur schmerzlosen Durchführung der *Rippenresektion* ist die Anästhesierung der deckenden Weichteile und der beiden benachbarten Intercostalnerven erforderlich. Das erste ist, den Verlauf der zu resezierenden Rippe genau festzustellen und anzuzeichnen. Dann werden die deckenden Schichten infiltriert, wozu bei muskelkräftigen oder dicken Kranken eine zwei- oder selbst dreischichtige Einspritzung gehört. Ich halte es für vorteilhafter, zunächst die Rippen und die beiden benachbarten Intercostalräume freizulegen und nun unter Leitung des Auges jeden Intercostalraum an seiner am weitesten dorsalen und ventralen zugänglichen Stelle mit einem Schuß L.A.-Lösung zu infiltrieren. Man erkennt deutlich, wie die Intercostalmuskulatur hierbei auseinandergedrängt wird. Jetzt unterbindet man die vorher gefaßten Gefäße und kann dann ohne Zeitverlust weiter operieren und die Rippe resezieren. Von da ab verlaufen Eingriffe, abgesehen vom Zug am Lungenstiel, schmerzlos.

Auch bei der *großen Thorakoplastik* halte ich es für zweckmäßig, zunächst lediglich den Zugangsweg durch die Weichteile zu infiltrieren, das Schulterblatt zu unterspritzen und die Weichteile zu durchtrennen und erst dann die auf diese Weise freigelegten Intercostalräume mit ihren Nerven zu infiltrieren. Für die subcutane Einspritzung kann man hierbei 200 ccm L.A.-Lösung und mehr verbrauchen.

Die wichtigste Operation am Rücken ist die *Laminektomie*. Wir legen den Kranken hierzu in der Regel symmetrisch auf den Bauch. Man punktet sich die Proc. spinosi des Operationsgebietes an und zeichnet nun den Hautschnitt an, den wir in der Regel etwa ein Finger breit neben der Spinosuslinie anlegen und oben und unten mit einem kurzen schrägen Querschnitt etwas über die

Mittellinie führen. Die gesamte Muskulatur neben dem Proc. spinosus bis auf die hinteren Wirbelbogen wird nun von einigen Quaddeln aus fächerförmig rechts und links mit L.A.-Lösung durchtränkt. Hierbei muß die Nadelspitze bis auf den knöchernen Widerstand der Wirbelbogen geführt werden.

Nachdem die Proc. spinosi bis auf ihre Basis abgekniffen sind und das Lig. longitud. post. zwischen den angefrischten Wirbelbögen erscheint, kommt ein sehr wichtiger Akt (Abb. 19): Die kurze, schräg abgeschliffene, dicke Nadel wird

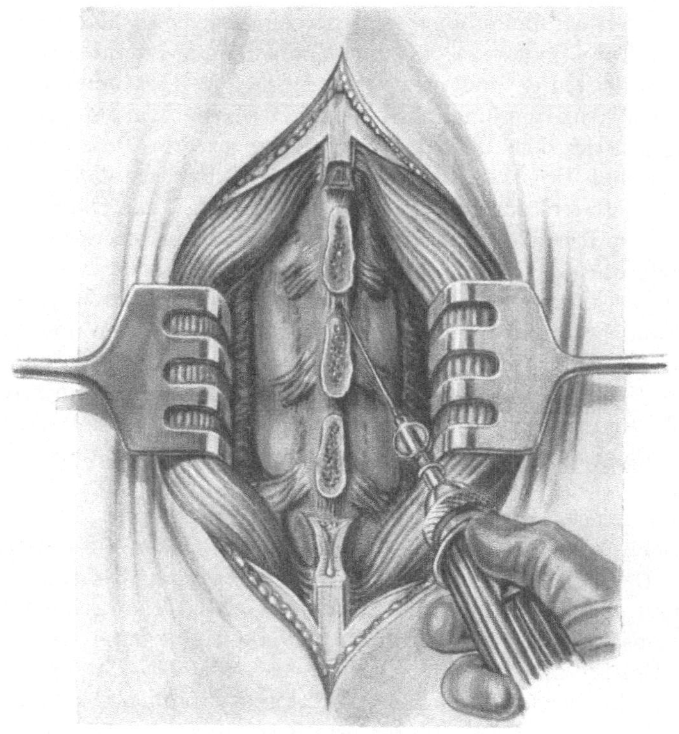

Abb 19. Anasthesierung des epiduralen Raumes zur Laminektomie. Nach Abkneifen der Dornfortsatze wird die kurze, schrag geschliffene Nadel durch das Ligament gestochen und der epidurale Raum mit Anasthesielosung gefullt

in das Ligament an einer besonders gut zugänglichen Stelle unter Freigabe des Flüssigkeitsstromes eingestochen, bis das schnelle Absinken des Spiegels im Glaszylinder das starke Ausströmen der Anästhesielösung aus der Nadel anzeigt. Da man die Nadel hierbei Millimeter für Millimeter unter Leitung des Auges vorschieben kann und der Flüssigkeitsstrom immer freigegeben ist, so wird die Dura durch die ausströmende Flüssigkeit vor der Nadelspitze hergetrieben und es besteht keine Gefahr, die Dura anzustechen. Die Nadelspitze liegt vielmehr mit Sicherheit im *epiduralen* Raum und man läßt gegen 20 ccm einfließen. Hierdurch werden alle zwischen Wirbelbogen und Dura gelegenen Teile einschließlich der Nervenwurzeln unempfindlich und es werden die epiduralen Arterien und Venen blutleer. Nimmt man jetzt die hinteren Wirbelbogen weg, so läßt sich das selbst bis weit nach der Seite ohne Blutung und ohne Schmerzen bewerkstelligen. Man trifft auf eine etwa 1 cm dicke Ödemblase, die die Dura ventralwärts abgedrängt hat und kann den beabsichtigten extra- oder intraduralen Eingriff schmerzlos vornehmen. Empfindlich bleibt allerdings der intradurale Teil der hinteren Spinalwurzeln. In vielen Fällen kann man mit ihnen so vorsichtig umgehen, z. B. bei der Chordotomie, daß keine Schmerzen auftreten. Müssen diese Wurzeln aber gequetscht oder durchtrennt werden, wie z. B. bei der Beseitigung von Tumoren, so gibt es zwei Wege, die Schmerzen auszuschalten. Entweder, und das ist empfehlenswerter, werden die Wurzeln einige Minuten in 4%ige Novocainlösung getränkte Wattebäuschchen eingebettet, oder man spritzt nach Freilegung der Dura einige ccm 2%ige Novocainlösung in den Durasack und wartet einige Minuten, macht also eine Spinalanästhesie unter Leitung des Auges. Da die Dura alsbald eröffnet wird und die Lösung wieder abfließt, ist das Verfahren ungefährlich. In beiden Fällen bleibt die Leitfähigkeit des Rückenmarks erhalten, so daß man bei der Chordotomie die Vollständigkeit der Schmerzleitungsunterbrechung intra operationem kontrollieren und vervollständigen kann.

4. Die Eingriffe am Bauch.

Der *retroperitoneale Raum* ist wenig schmerzempfindlich. Wenn man daher, was leicht möglich ist, den Zugangsweg durch Infiltration der Bauchdecken anästhesiert hat, kann man Eingriffe, wie z. B. am Ureter, ohne Schmerzen ausführen, wobei es immer frei steht, das Bindegewebe oder abzuhebendes Peritoneum nachträglich zu infiltrieren. Schmerzhaft ist dagegen der Zug an der Niere, und zwar sowohl am Gefäßstiel wie auch am Lig. phrenico-renale. Da man an diese Stellen aber nur dadurch gelangen kann, daß man an diesen Bändern zieht, also Schmerzen auslöst und sie erst dann infiltrieren kann, so ist die L.A. hier nicht anwendbar, wenn man nicht zu der immer mit Unsicherheiten verknüpften Paravertebralanästhesie greifen will. Wir machen Nierenoperationen daher immer in Spinalanästhesie.

Zur *suprapubischen Eröffnung der Harnblase* bedarf es der Infiltration des prävesicalen Raumes (Abb. 20), in den man nach senkrechter Einführung der Nadel hart oberhalb der Symphyse bis gegen 80 ccm Lösung einlaufen lassen kann. Die Lösung drängt die peritoneale Umschlagfalte in die Höhe und flutet rechts und links neben der Blase in die Tiefe, so daß auch diese seitlichen Abschnitte unempfindlich werden. Neben der Schnittlinie wird der unterste Teil der rechten und linken Rectumscheide mit L.A.-Flüssigkeit gefüllt und die Haut wird in der Schnittlinie unterspritzt.

Bei einer suprapubischen Prostatektomie kann man die Drüse nunmehr in einem kurzen Rausch exstirpieren. Man kann sich die Drüse aber auch mit Spateln einstellen und mit langer Nadel in jeden Drüsenlappen gegen 50 ccm Lösung einspritzen.

Zeitsparender ist es, die Anästhesierung der Prostata der Blaseneröffnung vorauszuschicken. Man bringt den Kranken in Steinschnittlage, legt den Finger der linken Hand durch den After auf die Prostata und sticht nun die lange Lanzetthohlnadel etwas vor dem After und neben der Mittellinie erst auf der linken, dann auf der rechten Seite unter Leitung des Fingers bis in die Prostata ein und füllt in jede Seite etwa 50 ccm Lösung, deren Vorquellen man mit der Zeigefingerkuppe fühlt.

Auch die *perineale Prostatektomie* läßt sich in H.L.A. durchführen (Abb. 21). Durch einen vor dem After gelegenen Einstich rechts und links neben der Mittellinie des Damms wird nach Einführung des Zeigefingers in den After der Bindegewebsraum vor und neben dem Rectum und hinter der Harnröhre mit Lösung gefüllt, die Nadel wird weiter unter Kontrolle des Zeigefingers in die Prostata geführt und hier jederseits 50 ccm Lösung deponiert. Der Hautschnitt wird besonders unterspritzt.

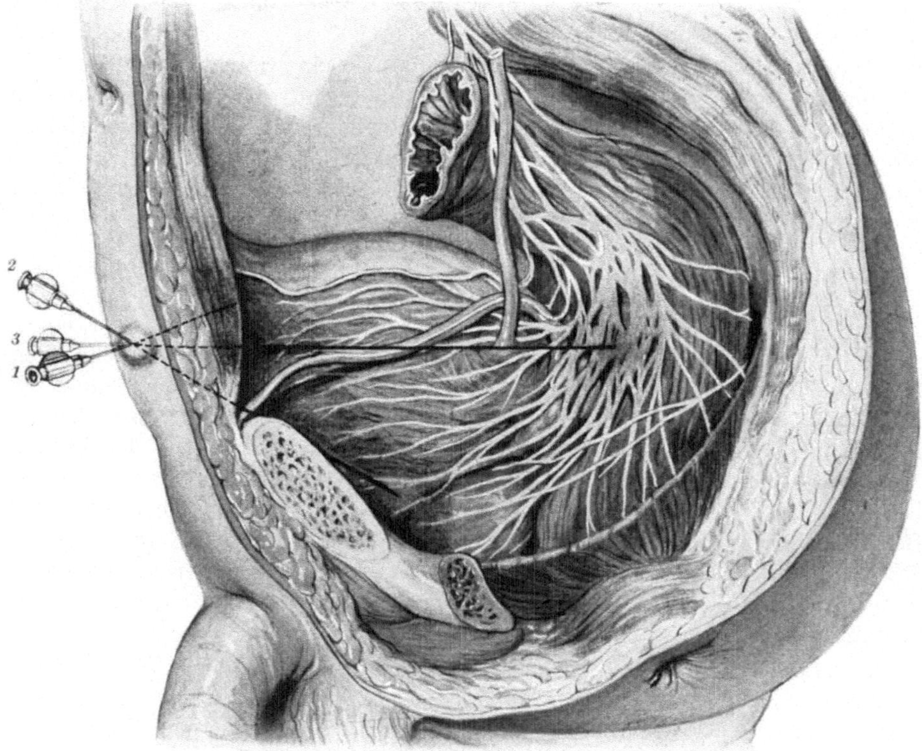

Abb. 20. Schmerzausschaltung zur suprapubischen Eröffnung der Harnblase durch je ein Depot anästhesierenden Lösung in den Bauchdecken (*1*), in dem prävesicalen Raum (*2*) und im Bereiche der Plexus vesicales (*3*).

Der räumliche Schmerzausfall durch die *Präsacralanästhesie* ist beschränkt. Er betrifft das Rectum, die Vagina und die äußeren Geschlechtsteile. Alle diese Gebilde lassen sich auch durch örtliche Unterspritzung und hierdurch zuverlässiger ausschalten. Vermittels der H.L.A. ist die Präsacralanästhesie sehr leicht auszuführen. Man sticht die lange Nadel, wie das LÄWEN angegeben hat, an einer Seite neben dem Kreuzbein-Darmbeingelenk ein und führt sie parallel der Sagittalebene in der Richtung auf das Promontorium, bis sie auf Knochen stößt. Läßt man jetzt 80—100 ccm Lösung auslaufen und wiederholt das auf der anderen Seite, so verteilt sich die Lösung von selbst über eine große Strecke und füllt den ganzen vor dem Kreuzbein gelegenen Bindegewebsraum aus. Man hat es daher kaum nötig, die Lage der Nadel verschiedentlich zu wechseln. Die Anästhesierung des *Sphincter ani und des untersten Mastdarmabschnittes*, wie sie für die Dehnung des Schließmuskels für die Operation von Hämorrhoiden erforderlich ist, erfolgt in der üblichen Weise, daß man zunächst neben dem After 4 Quaddeln anlegt. Nach Einführen des Zeigefingers in den After wird die an den H.L.A.-Apparat angeschlossene Nadel gegen die entgegenkommende Zeigefingerspitze eingeführt, so daß die unter der Schleimhaut aus der Nadelspitze hervorquellende Lösung von dem Zeigefinger deutlich gefühlt wird. Tritt dieses Gefühl eines harten anschlagenden Fremdkörpers nicht auf, so liegt die Nadel nicht dicht genug unter der Schleimhaut und die Anästhesie ist dann nicht

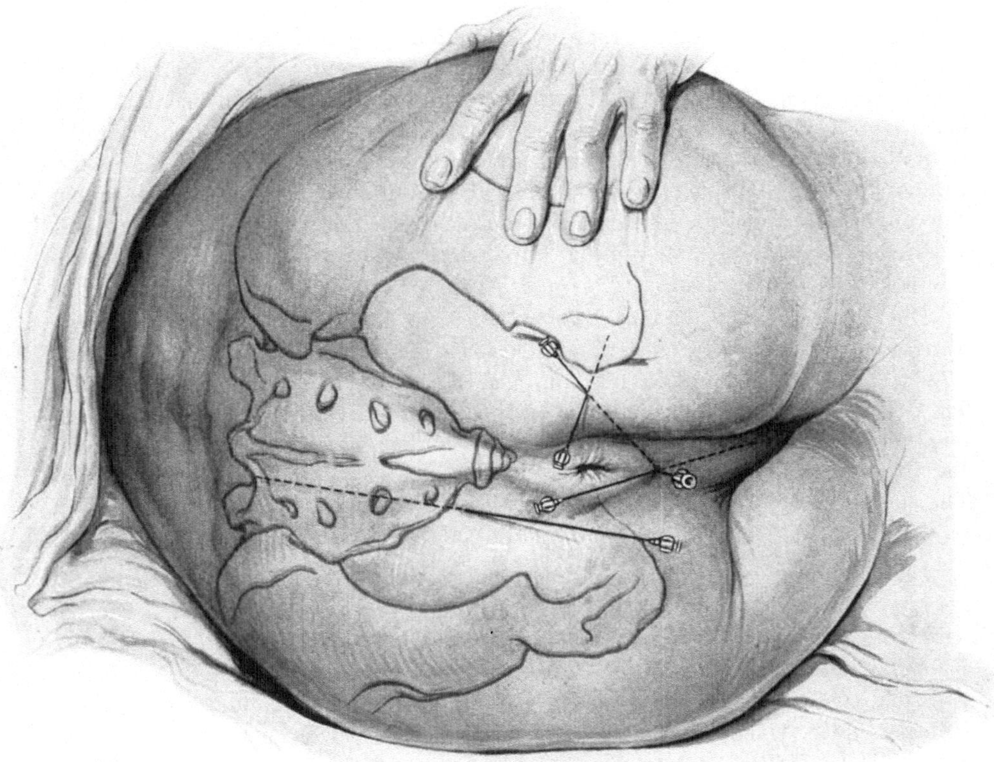

Abb. 21. Schmerzausschaltung im Bereich der Prostata. Anlegung anasthesierender Depots im Cavum praesacrale, in der Gegend der Nervi pudendi interni und im Spatium recto-urethrale. Unterspritzung des Hautschnittes am Damm.

vollkommen. In gleicher Weise wird von den übrigen 3 Quaddeln aus vorgegangen. Zum Schluß werden die 4 Punkte durch subcutane Anästhesiestreifen verbunden.

Die *örtliche Schmerzausscheidung bei Bauchoperationen* erstreckt sich auf *zwei räumlich und in ihrer nervösen Versorgung getrennte Gebiete:* 1. auf die den Zugang zu dem Bauchraum versperrende und bei der Operation als erstes zu durchtrennende *Bauchwand (parietales* Sensibilitätsgebiet), und 2. auf die das eigentliche Operationsfeld darstellenden *Eingeweide (viscerales* Sensibilitätsgebiet). Das erste Gebiet wird im wesentlichen von den *Spinalnerven (Intercostalnerven),* das zweite von den *sympathischen Nerven* beherrscht.

Die Bahnen beider Schmerzleitungen sind anatomisch zumeist voneinander *getrennt,* nur in der Nähe des Rückenmarkes verlaufen sie auf eine kurze Strecke *zusammen*, und zwar zum größeren Teil in den *hinteren*, zum kleinen Teil in den *vorderen* Rückenmarkswurzeln. Die hier vereinigten Bahnen können entweder *innerhalb* des Duralsackes durch *Spinalanästhesie* oder *außerhalb* des Duralsackes durch *Paravertebralanästhesie* gleichzeitig erreicht und unterbrochen werden.

Peripher von diesen Stellen liegen beide Nervenbahnen *getrennt* und zur schmerzlosen Ausführung eines intraperitonealen Eingriffes müssen sowohl die parietale Sensibilität wie auch die viscerale Sensibilität *einzeln* unterbrochen werden.

Die ein intraperitoneales Organ versorgenden sympathischen Fasern gehören im großen und ganzen den gleichen *Vertebralsegmenten* an wie die Spinalnerven, welche die den Zugang zu diesen Organen eröffnenden Bauchschnitte beherrschen. Gelegentlich liegt die Sympathicusbahn ein Segment höher als die Spinalbahn, was aber bei der umfangreichen Ausbreitung der H.L.A. in der Praxis keine Rolle spielt. Ein in einer bestimmten Höhe des gemeinsamen Nervenverlaufs angelegtes Anästhesiedepot schaltet daher sowohl die sympathischen Nerven eines *Organes* wie die Spinalnerven des zugehörigen Bauchdeckenschnittes gleichzeitig aus.

Die *sympathischen Schmerzbahnen* der einzelnen Bauchorgane verlaufen durch folgende Spinalwurzeln: Magen Th_6—Th_9, Pankreas Th_8, Leber und Gallenblase Th_8—Th_{11}, Dünndarm, Colon asc. Th_{10}—L_1, Urether Th_9—L_2, Niere Th_{10}—L_1, Harnblase Th_{11}—L_3, Colon desc. und Rectum Th_{11}—L_3, Hoden, Ovarien und Uterus Th_{12}—L_3 (BRAUS). Die spinalen *Schmerzbahnen* des medianen Laparotomieschnittes *oberhalb des Nabels* verlaufen in den Spinalwurzeln in Th_{6-10}, die des Medianschnittes *unterhalb des Nabels* in den Spinalwurzeln Th_{10-12}.

Die gleichzeitige Ausschaltung der spinalen und der sympathischen Bahnen.

Die gemeinsame Ausschaltung der spinalen und der sympathischen Schmerznerven *außerhalb* des Duralsackes erfolgt durch *Paravertebralanästhesie*. Hierbei wird vom Rücken aus ein lokalanästhetisches Depot *an der Außenseite eines Wirbelkörpers* angelegt. Bei der H.L.A., wo sich ein solches von *einem einzigen* Einstich aus angelegtes Depot *über viele Wirbel* ausbreitet, und wo, wie die Röntgenbilder zeigen, die lokalanästhetische Lösung sogar entlang der Zwerchfelloberfläche fließt, genügen für die Schmerzausschaltung großer Gebiete, wie z. B. des gesamten Oberbauches oder des gesamten Unterbauches *ein einziger Einstich* und ein einziges Depot, und es ist für die Richtigkeit der Anästhesie auch nicht von Bedeutung, ob man sich bei der Abzählung der Wirbel *um einen oder zwei Wirbel irrt*.

Die Anlegung eines Paravertebraldepots erfolgt für *Magenoperationen* in der Höhe des 8. *Intercostalnerven*, was etwa der Lage des *Proc. spinosus des 7. Brustwirbels* entspricht. Dieser liegt etwa zwei Querfinger breit kranial der Verbindungslinie der caudalen Anguli scapulae. Man legt den Kranken auf die linke Seite, läßt ihn unter starkem Anziehen der Beine einen Katzenbuckel machen, oder man legt ihn über ein Kissen mit möglichster Kyphose auf den Bauch. Man zeichnet sich die Verbindungslinie der Proc. spinosi in der Medianlinie durch einen Längsstrich und die Lage des Proc. spin. 7 des Brustwirbels, der zwei Finger breit kranial der unteren Schulterblattwinkel steht, mit einem Querstrich an und macht auf diesem Querstrich rechts und links im Abstand von 5—6 cm von der Spinosuslinie je einen kleinen Strich.

An der Kreuzungsstelle des rechten und linken Striches mit der Querlinie wird je eine Hautquaddel angelegt. In die *rechte* Hautquaddel wird die noch nicht am Handgriff befestigte lange Lanzettnadel in einem Winkel von 60° zur Rückenoberfläche in Richtung auf die benachbarten Wirbelkörper eingestochen. Kommt man vorzeitig auf Knochen (Querfortsatz eines Wirbels oder Rippe), so tastet man sich am Knochen vorbei, bis man in einer Tiefe von etwa 6 cm die vordere Seitenkante eines Brustwirbels trifft. Man gleitet an seiner Seite noch etwa $\frac{1}{2}$ cm in die Tiefe. Kommt kein Blut und — was bei einigermaßen richtiger Nadelführung freilich ausgeschlossen erscheint — auch kein Liquor, so schließt man den Handgriff des H.L.A.-Apparates an und läßt etwa 60—70 ccm L.A.-Lösung einlaufen.

In der gleichen Weise geht man auf der *linken* Seite vor.

Die auf diese Weise erstrebte Ausschaltung der beteiligten beiden Nervenelemente ist *nicht immer vollkommen,* weshalb ich in jedem Falle, nachdem der Kranke auf den Rücken gelegt ist, *sofort* die Infiltration der Schnittlinie und *später* nach Eröffnung der Bauchhöhle auch die Infiltration des Retroperitoneums ausführe.

In der Literatur bei der Paravertebralanästhesie mehrfach vermerkte *unangenehme Zwischenfälle,* die offenbar auf dem versehentlichen Einfüllen der Lösung in eine Vene (V. cava inf.) oder in den *Lumbalsack* beruhen, haben die Paravertebralanästhesie in einen gewissen Mißkredit gebracht und den Ruf „*Los von der Wirbelsäule*" laut werden lassen. Obwohl ich in meinen Kliniken nur einmal bei einer von einem Assistenten ausgeführten Paravertebralanästhesie durch Einspritzen der Lösung in den Lumbalsack einen Zwischenfall — allerdings mit tödlichem Ausgang — erlebte, bin ich namentlich im Hinblick auf die häufige Unvollständigkeit der Schmerzausschaltung mehr und mehr dazu übergegangen, die Paravertebralanästhesie bei Bauchoperationen, im besonderen bei Magenoperationen, *nicht mehr zu verwenden,* sondern die Schnittlinie und die intraperitonealen Organe einzeln zu anästhesieren.

Die alleinige Ausschaltung der spinalen Bauchdeckennerven.

Die *Anästhesierung der von den Spinalnerven versorgten medianen Schnittlinie* oder — was ich bei Magenoperationen bevorzuge — der *paramedianen Schnittlinie* beginnt mit der Anlegung eines oder einiger Quaddeln, die voneinander etwa 10 cm entfernt sind. Von jeder Quaddel aus wird eine Lanzettnadel unter ständigem Ausspritzen von Flüssigkeit zunächst *senkrecht,* später *schräg* nach der einen und hierauf nach der anderen Seite in der Sagittalebene in die Bauchdecken gestochen, bis man den Durchstich durch die Linea alba oder durch die hintere Rectumscheide an dem *plötzlichen Nachlassen des Widerstandes fühlt.* Auch beim Zurückziehen der Nadel läßt man ständig Flüssigkeit ausströmen, so daß bei jedem Einstich gegen 20 ccm Lösung verbraucht werden. Die Flüssigkeit breitet sich flächenhaft aus, namentlich zwischen der hinteren Bauchdeckenfascie und dem *durch die Anästhesielösung abgedrängten Peritoneum parietale.* Beim paramedianen Einstich füllt die Lösung die zwischen den Inscriptiones tendineae gelegenen Teile der Rectusscheide prall an, während sie sich in der Linea alba nicht ausbreiten kann. Schließlich werden die Nadeln auch parallel zur Bauchdeckenoberfläche *dicht unter der Haut* entlang geführt, so daß auch das Unterhautzellgewebe reichlich infiltriert wird. Bei dicken Bauchdecken kann bei langen Schnitten in der Paramedianebene im ganzen 250 ccm Lösung verbraucht werden.

Nach der nicht vor 20 Minuten statthaften Durchtrennung der Bauchdecken werden vier scharfe Haken in den Ecken des Bauchschnittes in das Peritoneum parietale eingesetzt und die Bauchdecken mit diesen vier Haken von zwei Assistenten sanft angehoben. Der Operateur überzeugt sich davon, daß das Peritoneum parietale in weitem Umkreis des Schnittes in Form einer großen Ödemblase unterspritzt ist. Sollte das nicht der Fall sein — und es ist besser, man nimmt die Unterspritzung als nicht vollständig gelungen an — so sticht er die schräg abgeschliffene lange Nadel einige Zentimeter neben der Schnittlinie in entsprechenden Abständen von innen nach außen durch das Peritoneum und läßt reichlich Anästhesielösung einlaufen, so daß das den Bauchdeckenschnitt umrahmende Peritoneum nun überall *in Form zusammenfließender Blasen abgehoben wird.* Besonders in der Gegend des Proc. xiphoideus soll beim oberen Laparotomieschnitt eine große Anästhesieblase angelegt werden, die auch auf das *Zwerchfell* übergreift. Bei Magenoperationen steche ich die Hohlnadel außerdem in der Mitte des linken Zwerchfelles in den Peritonealüberzug ein und lege hier eine große Ödemblase an.

Geht man so vor, so ist es keine „unerträgliche Qual, wenn die Bauchöffnung mit Haken auseinandergezogen wird", wie das DRÜNER behauptet, sondern man kann ein *Bauchdeckenspeculum,* das ich bei Bauchoperationen stets verwende, mit kräftiger Spreizung einsetzen.

In entsprechender Weise vollzieht sich die Anästhesierung bei *anderen Bauchdeckenschnitten.* In allen Fällen ist anzustreben, daß das Peritoneum parietale bereits bei der ersten Infiltration der Bauchdecken durch die Injektionsflüssigkeit abgehoben wird, daß die Muskelinterstitien und die Scheide des M. rectus mit Injektionsflüssigkeit prall gefüllt, daß das Fettgewebe durchtränkt und die Haut unmittelbar unterspritzt werden.

Die alleinige Ausschaltung der sympathischen Bahnen.

Die *Ausschaltung des Sympathicus vom Rücken aus nach* KAPPIS, die im Grunde nichts anderes als eine Paravertebralanästhesie ist, übe ich seit Jahren nicht mehr, sondern bevorzuge zur Anästhesierung der Bauchorgane die Infiltration der schmerzleitenden Fasern nach *der Eröffnung der Bauchhöhle* unter Leitung des Auges.

Die zum größten Teil von *Peritoneum viscerale* bekleideten Bauchorgane stehen mit dem übrigen Körper in der Regel nur durch *dünne Bänder* oder durch *schmale* Flächen in Verbindung. Die die Verbindung mit dem Zentralnervensystem herstellenden Nervenbahnen müssen daher ebenso wie die von sympathischen Fasern umsponnenen Gefäße diese *engen Wege benutzen.* Es besteht nun keine Veranlassung, die Unterbrechung der Schmerzbahnen auf diesen engen Wegen, auf denen Nerven, Gefäße und Lymphknoten zusammengedrängt sind, deswegen als „*Gefäßanästhesie*" (DRÜNER) zu bezeichnen, weil die Gefäße von den drei zusammenliegenden Elementen allein makroskopisch sichtbar sind. Dieser Lapsus linguae wird freilich dadurch gefördert, daß der Chirurg wohl die Anatomie der Gefäße beherrscht, sich über den Verlauf der Nervenbahnen aber vielfach nicht im klaren ist.

Wenn man die bei den massigen Operationsgebieten des übrigen Körpers ausgebildete Unterbrechung der Schmerznerven durch infiltrierende Ummantelung des Operationsfeldes oder durch Blockierung seiner großen Nervenstämme auf die schmal gestielten Bauchorgane überträgt, so bedeutet das, daß ihre *mesenterialen oder sonstigen Verbindungen mit dem Körper infiltriert* werden. Diese Schlußfolgerung wurde von vielen Operateuren offenbar gleichzeitig gezogen und in die Tat umgesetzt und auch mehrfach veröffentlicht, so von DRÜNER als „Gefäßanästhesie", von LÄWEN, FISCHER, KIRSCHNER, von WISCHNEWSKY als „*schleichendes Novocaininfiltrat*" u. Ä.

Das Wesentliche und Einheitliche aller dieser Vorschläge liegt also darin, daß die nervöse Verbindung des beteiligten Peritonealorganes mit dem Körper durch ein *anästhetisches Depot unterbrochen* wird. Da die Nervenstämme nicht sichtbar sind und ihre topographische Lage oft nur teilweise oder nur ungefähr bekannt ist, so vollzieht sich dieser Vorgang in der Praxis einfach derartig, daß die *gesamte mesenteriale Peritonealduplikatur* oder daß — wie am Duodenum, Colon ascendens und descendens und am Rectum — die gesamte *Anheftungsfläche* des Organes infiltriert werden.

Bei den *Mesenterien* legt man das anästhetische Depot zweckmäßigerweise möglichst nahe an die *Wurzel*, da die Nerven hier auf engen Raum zusammengedrängt sind, so daß eine Unterbrechung, je näher sie dem Stiele des Fächers liegt, einen um so größeren Eingeweideabschnitt ausschaltet. Je weiter wir nun in Erfüllung dieser Forderung an den Mesenterien zentral arbeiten, desto mehr nähern wir uns den im retroperitonealen Bindegewebe vor der Wirbelsäule gelegenen *großen Ganglien und Geflechten des Sympathicus*, im Oberbauch im besonderen dem *Ganglion coeliacum*. Am besten und sparsamsten ist es daher, das anästhetische Depot gleich in dieser Gegend anzulegen, bevor sich die Nervenelemente noch auf die einzelnen Mesenterien zu erstreut haben, im wesentlichen also einen ähnlichen Weg wie BRAUN zu beschreiten, der nach Eröffnung der Bauchhöhle das Ganglion coeliacum ausschaltete, indem er eine lange Hohlnadel von vorn nach dem Tastgefühl auf die Wirbelsäule stach und hier in das Retroperitoneum Anästhesielösung spritzte.

Durch die *H.L.A.* wird die Ausschaltung der nervösen Anteile der Bauchorgane sowohl im Bereich des *retroperitonealen Raumes* wie im Bereich der *Mesenterien* gegenüber der Infiltration mit der Handspritze außerordentlich vereinfacht, beschleunigt, erweitert und vertieft, so daß die H.L.A. gerade bei den Eingriffen an den Bauchorganen zu einer besonders wertvollen Bereicherung unserer lokalanästhetischen Möglichkeiten führt! Von einem einzigen Stich aus kann man im subperitonealen Gewebe in wenigen Sekunden *Ödemblasen von der Größe* mehrerer *Handteller* bilden, und man kann mit den Augen kontrollieren, welche Eingeweideabschnitte hierdurch abgeriegelt werden. Hierbei darf man die Hohlnadel nur in weiten Abständen in das Peritoneum stechen, da die unter hohem Druck einströmende Lösung sonst aus der benachbarten Einstichstelle wieder herausfließt, wodurch die Ausbreitung der Anästhesielösung beeinträchtigt wird. Man muß in einem solchen Falle die Öffnung mit dem Finger so lange verschließen, bis die Einspritzung beendet ist und sich die Flüssigkeit verlaufen hat.

Zur Ausschaltung der *Eingeweide des Oberbauches*, vor allem des *Magens*, werden das Colon transversum und der Magen nach Eröffnung der Bauchhöhle und Einsetzen des Bauchspeculums vorsichtig vorgezogen, der linke Leberlappen wird mit einem langen LANGENBECK-Haken gegen das Zwerchfell gedrückt, so daß das kleine Netz angespannt wird und frei liegt (Abb. 22). In das kleine Netz wird, sofern ,es als zusammenhängende Platte ausgebildet ist, ein kleines Loch gerissen, so daß der obere Rand des an seiner Drüsenzeichnung leicht kenntlichen *Pankreas* erscheint. Die Einstellung kann noch dadurch verbessert werden, daß man den Magen mit einem Kaderspatel caudalwärts drängt. Nun wird die lange Hohlnadel am kranialen Rande des Pankreas eingestochen, und es werden 60—100 ccm Lösung bei ruhender Nadel in die ober-

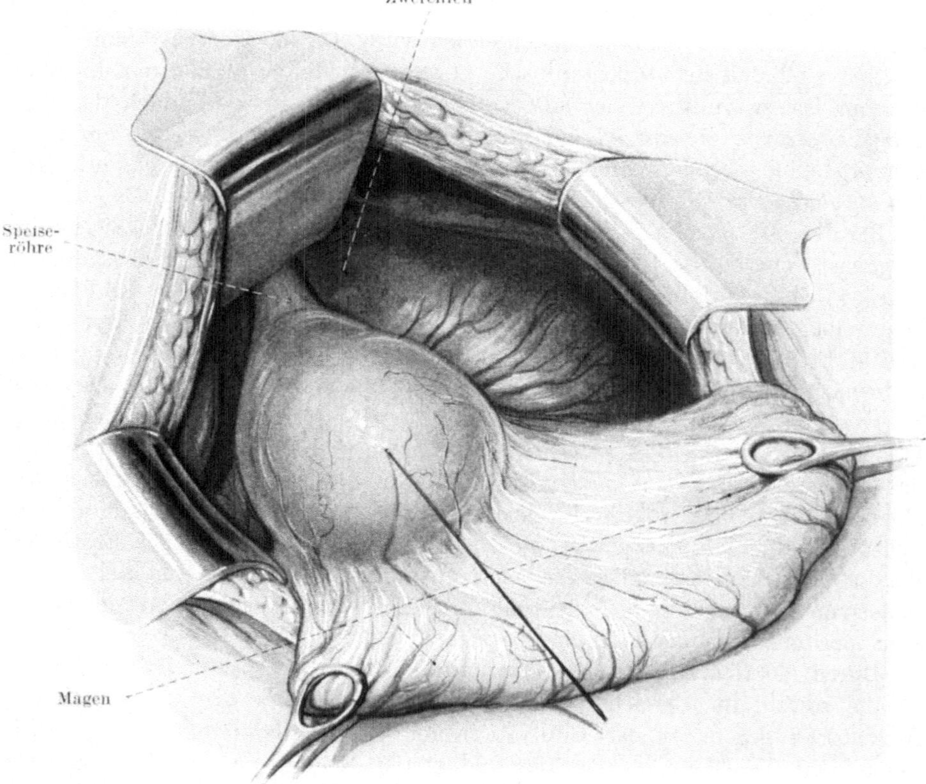

Abb. 22. Glasige Injektionsblase am Übergang der Speiseröhre in die Kardia zur Ausschaltung der kardialen Nervenversorgung des Magens. Injektionsdauer 5 Sek.

flächlichste Schicht des Pankreas *dicht unter seinem Peritonealüberzug* gespritzt. Die Lösung breitet sich in Form einer großen glasigen Ödemblase unter dem Peritoneum über die Oberfläche des Pankreas und über die sonstige hintere Bauchwand aus.

Hierdurch wird im wesentlichen das *gesamte Sympathicusgeflecht des hinteren oberen Retroperitonealraumes* einschließlich des Ganglion coeliacum und der den Tripus Halleri umspinnenden sympathischen Nerven ausgeschaltet. Der Eintritt der Anästhesie dauert aber etwa 5 Minuten. Will man während dieser Zeit die Hände nicht in den Schoß legen, so muß man in der ersten Zeit sehr schonend in der Bauchhöhle manipulieren.

Durch Zug am Magen nach rechts wird die Gegend der Kardia eingestellt und in den *Anfang der kleinen Kurvatur* dicht an der Kardia werden subserös gegen 50 ccm Lösung injiziert. Hierdurch entsteht ein die Einmündungsstelle des Oesophagus umfließendes subseröses Infiltrat, das gleichzeitig die *Vagusleitung* unterbricht.

Bei der Magenresektion hat man es in der Regel nicht mehr nötig, noch *andere Depots* anzulegen, da die Lösung durch den Hochdruck bereits an alle

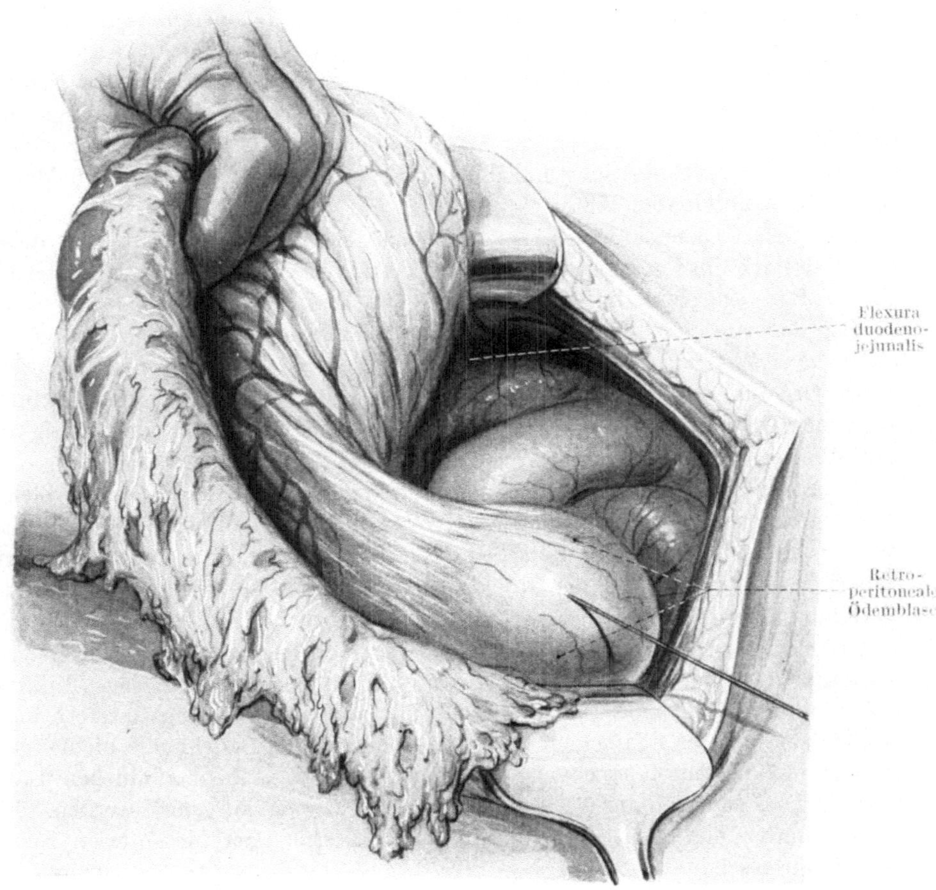

Abb. 23. Glasige Injektionsblase im retroperitonealen Bindegewebe an der Basis des Mesocolon transversum zur Ausschaltung der Nervenversorgung des Colon transversum und des oberen Dunndarmes. Injektionsdauer 5 Sek.

in Betracht kommenden Nervenbrennpunkte gedrungen ist. Ist die Anästhesie jedoch nicht vollkommen, so legt man *anästhesierende Depots* nachträglich noch an folgenden Stellen an:

Nachdem nun der Magen unter die Leber zurückgeglitten ist, werden das Colon transversum und sein Mesenterium senkrecht emporgehalten, so daß sich auf der Unterseite des Mesocolon transv. die Plica duodeno-jejunalis anstrafft. *Rechts und oberhalb der Flexur* werden in die Umgebung der Art. mesent. sup. gegen 50 ccm Lösung gespritzt, die sich in Form einer auf das Mesocolon überflutenden Ödemblase ausbreiten (Abb. 23).

Sobald man beim Abbinden des Lig. gastrocolicum auf der linken Magenseite bis an den höchst erreichbaren Punkt der großen Kurvatur gelangt, kann man an dieser Stelle der großen Kurvatur eine subseröse Ödemblase anlegen, um die von dem Lig. gastrolineale herkommenden Nerven zu blockieren.

Nähert man sich dem Duodenum — entweder am Anfang der Operation bei der Suche nach einer dort vermuteten Erkrankung oder später bei der Abbindung des Magens, so kann man auch noch an der *rechten Seite des Duodenums* eine Anästhesieblase anlegen. Auf der *linken* Seite des Duodenums trifft man bereits auf das im Pankreas angelegte und meist hierher geflutete Anästhesiedepot.

Zur Schmerzausschaltung bei größeren Eingriffen am *Dünndarm* schlägt man den Dünndarm nach rechts, spannt die oberste Jejunumschlinge und infiltriert ihr Mesenterium an der Basis, indem man die Nadel in der *Gegend der Art. mesent. inf.* einsticht und die Ödemblase weit auf den caudalen Mesenterialansatz überlaufen läßt.

Das *Colon sigmoideum* wird in der Weise schmerzlos gemacht, daß dieser Darmteil nach links gezogen und sein auf diese Weise angespanntes Mesenterium an der Basis durchtränkt wird.

Bei den an der hinteren Bauchwand flächenhaft adhärenten Teilen des *Colon ascendens und descendens* sticht man die Nadel an der medialen Seite dieser Organe ein und läßt so viel Lösung einlaufen, bis der ganze Darmteil auf einer Ödemblase schwimmt. Hierbei machen sich dann gleichzeitig die Vorteile der „hydrodynamischen Gewebspräparation" bemerkbar.

Wenn die Schmerzlosigkeit bei dieser Art des Vorgehens *lückenhaft* bleibt, was abgesehen von einer ungenügenden Wartezeit, die man bei der Mesenterialanästhesie doch mit 5 Minuten bemessen muß, dadurch bedingt sein kann, daß sich die Lösung von der Injektionsstelle infolge zu geringer Menge oder Verfehlung der richtigen Schicht beim Einstich nicht ausreichend ausbreitet, so hat man es jederzeit in der Hand, entweder an der alten Stelle ausgiebiger *nachzuspritzen* oder im Bereiche des beteiligten Mesenteriums ein neues Infiltrat *näher* am Darm *anzulegen.* Die letztere Maßnahme ist allerdings insofern nicht empfehlenswert, als Schmerzen bei Operationen in der Bauchhöhle nicht durch Berührung und durch mechanische Eingriffe am in Ruhe befindlichen Darm oder Organ, sondern durch *Zug* an den Mesenterien ausgelöst werden. Ein schmerzhafter Zug kann aber nur durch Blockierung der Mesenterien *an der Wurzel* ausgeschaltet werden.

Der Bauchdeckenschnitt bei der *Appendektomie,* und zwar sowohl der *Wechsel-* wie auch der *Pararectalschnitt,* lassen sich durch H.L.A. schmerzlos gestalten. Zur Anästhesierung des *Wechselschnittes* sticht man die Nadel im Kreuzungspunkt der Schnitte der verschiedenen Schichten bis zum Peritoneum senkrecht in die Tiefe, läßt beim Vor- und Zurückgehen in alle Muskellagen reichlich Lösung fließen und hat es dann meist nur noch nötig, den Hautschnitt besonders zu unterspritzen, um schmerzlos operieren zu können. Beim *Pararectalschnitt* läßt man vor allem die Rectusscheide, und zwar auch in ihrem hinteren Abschnitt vollaufen und unterspritzt dann den Hautschnitt. Bei beiden Schnitten macht eine umfangreiche *Unterspritzung des Peritoneums parietale* nach Eröffnung der Bauchhöhle die Bauchdecken auf weite Strecken unempfindlich und ermöglicht es, den Laparotomieschnitt kräftig nach allen Richtungen auseinanderzuziehen.

Bei der *Appendicitis* ziehen wir im *akut-entzündlichen Stadium* die Narkose der L.A. im allgemeinen vor, um nicht das entzündete Gebiet innerhalb der Bauchhöhle zu infiltrieren. Im *Intervall* läßt sich der intraperitoneale Eingriff dann nicht vollkommen schmerzlos gestalten, wenn zur Auffindung und zur Entwicklung des Coecums und der Appendix ein Suchen zwischen den Darmschlingen oder ein stärkerer Zug erforderlich sind. Das schmerzleitende Gebilde ist aber in der Regel erst dann der Einspritzung zugänglich, wenn das Coecum und die Appendix bereits entwickelt sind, der eigentliche Hauptschmerz also schon verursacht wurde. In solchen Fällen soll man sich nicht auf die L.A. *versteifen*, sondern nach Eröffnung des Bauches zur Entwicklung der Appendix Evipan oder Chloräthyl geben. An sich werden Coecum und Wurmfortsatz durch Unterspritzen und durch Infiltration des Mesenteriolums schmerzlos.

Eingriffe am *tiefen Gallensystem* eignen sich im allgemeinen nicht für die L.A. Gallenoperationen, bei denen man mit einer Revision oder sonstigen Eingriffen am Choledochus rechnen muß — und das ist bei den meisten Operationen am Gallensystem der Fall —, machen wir daher meist in *Spinalanästhesie*, wobei wir die H.L.A. nur zur unterstützenden Anästhesierung des Bauchdeckenschnittes und zur hydro-dynamischen Präparation der Gallenblase ausnutzen.

Wenn dagegen bei geschwächten Kranken nur *eine Cholecystostomie oder eine Cholecystenteroanastomose* auszuführen ist, ist die örtliche Schmerzausschaltung am Platze Die Anästhesierung des Bauchdeckenabschnittes wird in der bereits geschilderten Weise vollzogen, wobei vor allem auf breite *subperitoneale Einspritzung* rings um die Bauchdeckenöffnung zu achten ist. Im Bereich des eigentlichen Operationsgebietes wird das Peritoneum *an beiden Seiten der Gallenblase und des Ductus cysticus* infiltriert. Das tiefer gelegene Operationsgebiet läßt sich durch Einspritzung in das *Lig. hepatoduodenale*, in das retroperitoneale Gewebe an der *Außenseite des Duodenums* und in die Wurzel des *Mesocolons* auf seiner kranialen Seite anästhesieren.

Bei eng begrenzten intraperitonealen Eingriffen wie bei der *Anlegung eines Anus praeternaturalis*, etwa am Colon sigmoideum, einer Darm- oder Magenfistel, wo ein Absuchen der Bauchhöhle nicht erforderlich ist, sondern unmittelbar auf den gesuchten Darmteil gegangen werden kann, ist in der Regel nur eine Infiltration der Bauchdecken erforderlich.

Die *Milzexstirpation* ist für reine L.A. nicht geeignet. Der Bauchdeckenschnitt läßt sich freilich leicht unempfindlich machen. Aber durch das Vorziehen der an dem Lig. phrenico-lienale, gastro-lienale und colicolienale hängenden Milz werden Schmerzen ausgelöst, und besonders die Verbindungen der Milz mit dem Zwerchfell lassen sich vorher nicht anästhesieren, wie es ja oft auch schwierig ist, vor der Beseitigung des Organes an diese abgelegenen Stellen zur Blutstillung heranzukommen.

Die *abdominalen Genitalorgane der Frau* werden dem Operateur nach Eröffnung der Bauchhöhle zur lokalanästhetischen Ausschaltung gleichsam auf dem Präsentierteller entgegengebracht. Denn er hat es nur nötig, die leicht zugängliche *Umschlagfalte des Lig. latum* einschließlich des Lig. ovario-pelvicum auf die seitliche Bauchwand, auf die Harnblase und auf das Rectum zu infiltrieren, was mit der H.L.A. von einigen Einstichen aus in wenigen Minuten vollzogen ist, um die gesamten intraperitonealen Genitalien unempfindlich zu machen. Leider machen die Gynäkologen von dieser so bequemen Möglichkeit nur wenig Gebrauch. Sie hängen an ihren alten Gebräuchen und stellen die psychische Schonung ihrer Patientinnen häufig über die somatische Schonung.

Hernien jeder Art, in freiem und eingeklemmtem Zustande, werden im allgemeinen in örtlicher Betäubung operiert. Mit der H.L.A. lassen sich selbst sehr große Brüche schmerzlos beseitigen, und infolge der Vollständigkeit der Schmerzausschaltung können selbst große Bruchsäcke entleert und umfangreiche Bruchpforten oft besser als in Narkose geschlossen werden.

Bei *Nabelbrüchen*, bei Brüchen der *Linea alba* oder bei *Bauchnarbenbrüchen* sucht man zuerst die Umgebung der Bruchpforte in der Tiefe mit der Spitze der Nadel zu erreichen und zu infiltrieren. Gelingt das nicht, so muß die Einspritzung in den Bruchring, in den Bruchsackhals und das benachbarte Peritoneum parietale unter Leitung des Auges nachgeholt werden, sobald diese Gebiete freigelegt sind. Weiterhin werden das Fett und das Subcutangewebe an der Basis der Bruchgeschwulst ausgiebig durchtränkt, und der angezeichnete Hautschnitt wird gesondert unterspritzt. Der griffbereite, nadelarmierte Handgriff des H.L.A.-Apparates ermöglicht es, im Verlaufe des Eingriffes jederzeit Lücken der Anästhesie auszufüllen.

Zur Anästhesierung des *Leistenbruches* genügt in der Regel *eine* Einstichstelle. Nachdem der Hautschnitt angezeichnet ist, wird an seinem lateral-kranialen Ende eine Hautquaddel angelegt. In dieser Quaddel wird die lange Nadel unter dauerndem Ausfließenlassen von Anästhesielösung *unter die Fascie des M. obliqu. ext.* und unter ihr in der Richtung des Hautschnittes bis tief in den Hodensack geführt, wobei man im Bereiche des Hodensackes eine größere Menge Lösung bei ruhender Nadel ausströmen läßt, so daß der Ansatz und der obere Abschnitt des Hodensackes sichtbar aufgeblasen werden. Auch beim Zurückziehen der Nadel läßt man Lösung ausfließen. Nun wird die Nadel von dem gleichen Einstichpunkt aus ein zweites Mal in der gleichen Richtung, jedoch *außerhalb* der Externusaponneurose, also im *Subcutangewebe* bis in den Hodensack vorgeschoben und zurückgezogen, wobei man wieder eine tüchtige Portion L.A.-Lösung ausströmen läßt. Bei starker Fettschicht kann noch eine zweite Einspritzung im Subcutangewebe *unmittelbar unter der Haut* erforderlich sein. Nur bei einem sehr tief in den Hodensack reichenden Bruchsack empfiehlt es sich, den Hodensack nach innen und außen von zwei Einstichpunkten an seiner Wurzel noch besonders abzuriegeln. Man verbraucht im ganzen 200—250 ccm Lösung.

Bei den *Eingriffen am Hoden* und bei der *Operation der Hydrocele* verläuft der Hautschnitt über den kranialen Teil der hart an den Anulus ing. ext. gedrängten Hodengeschwulst. Am kranialen Ende des blau angezeichneten Hautschnittes wird eine Quaddel angelegt, und die lange Hohlnadel unter Ausspritzen der Lösung auf den *horizontalen Schambeinast* senkrecht in die Tiefe gestochen, so daß der auf diesem Wege passierte Samenstrang durchtränkt wird (Abb. 24). Dann wird die Nadel vom gleichen Einstichpunkt aus nach dem Hoden zu einmal im tiefen Subcutangewebe, das andere Mal möglichst dicht unter der Haut in der Richtung des angezeigten Hautschnittes so weit wie möglich in den Hodensack geschoben, wobei man beim Vor- und Zurückbewegen reichlich Lösung auslaufen läßt.

Die Nadel wird dann schräg nach außen und noch einmal schräg nach innen *um die Wurzel des Hodensackes* unter reichlichem Ausspritzen von Flüssigkeit geführt (Abb. 25). Meist ist es zur Anästhesierung des Hodensackes nicht nötig, den Umspritzungsring an seiner Basis vollkommen zu schließen, da sich die Lösung von den Seiten her im Subcutangewebe weit ausbreitet. Alle diese Spritzungen können also von einem einzigen Einstichpunkt aus vorgenommen werden. Man kann 200—250 ccm Lösung verbrauchen.

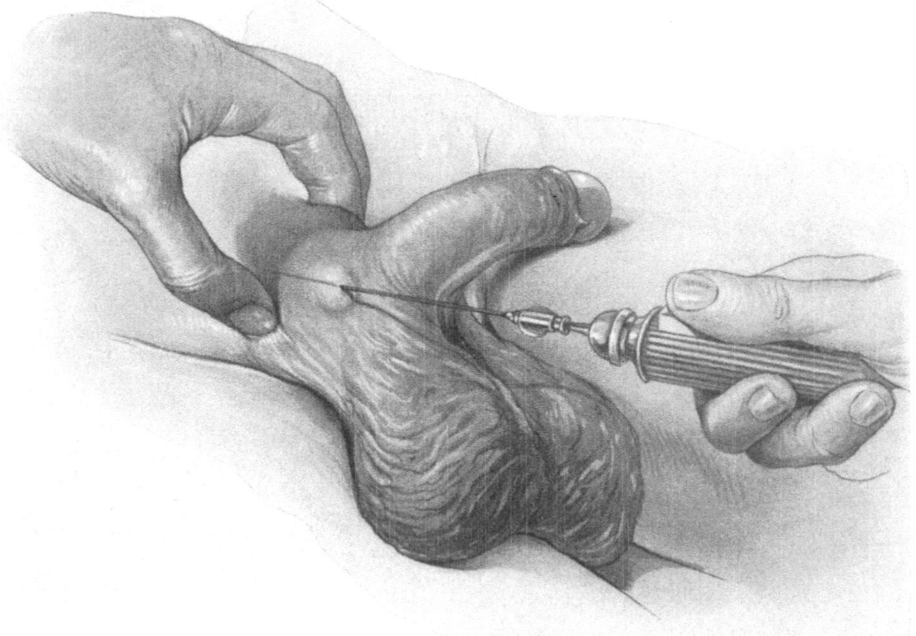

Abb. 24. Leitungsunterbrechung der Nerven des Samenstranges durch Einspritzung am unteren Leistenring.

Bei der *Hernia cruralis* umspritzt man zunächst den Bruchsack in der Weise, daß auf seiner Unterseite und auf seiner Innenseite in Richtung auf die Bruchpforte reichlich Lösung eingebracht wird, während man auf der Außenseite im Hinblick auf die Vena femor. mit der Nadelführung vorsichtig sein muß. Die den Bruchsack umspülende Lösung soll sich bis an die Bruchpforte ausbreiten.

Beim *cruralen Operationsverfahren* wird eine Quaddel am kranialen Ende des blau angezeichneten Hautschnittes angelegt, der über die Bruchgeschwulst und die Bruchpforte verläuft und in gleicher Richtung fortgeführt etwa drei Querfinger breit oberhalb des Lig. Pouperti endet. Von der Quaddel aus wird die lange Nadel durch die Externusaponeurose gestochen, und der präperitoneale BOGROsche Raum reichlich mit Flüssigkeit gefüllt. Dann werden von der Quaddel aus das Fettgewebe und das Incutangewebe unter dem angezeichneten Hautschnitt durchtränkt.

Auch beim *inguinalen Vorgehen* läßt man reichlich Lösung unter die Externusaponeurose in den BOGROschen Raum laufen, so daß sich die Flüssigkeit

in der Tiefe bis zum inneren Ringe des Schenkelkanales verbreitet. Hierauf
werden das Fettgewebe und das Subcutangewebe im Bereiche des Hautschnittes
infiltriert, der in seinem Anfang dem Leistenbande parallel läuft und dann meist
nach der Bruchgeschwulst abbiegt.

Die *sacrale Rectumamputation* läßt sich gut in H.L.A. durchführen. Nach
Anzeichnung des Hautschnittes werden zunächst der After und der Sphincter

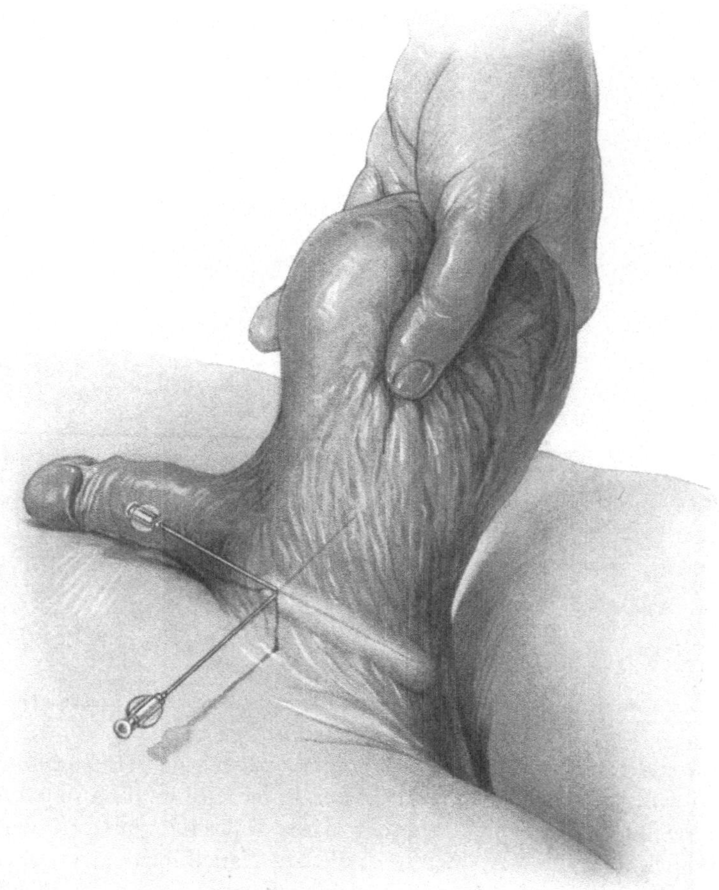

Abb. 25. Schmerzausschaltung des Hodensackes durch ringförmige Umspritzung seiner Basis.

in der bereits geschilderten Weise umspritzt, wobei jedoch die Nadel neben dem
im Rectum eingeführten Finger möglichst hoch beckenwärts geführt wird,
so daß der Darm von einem geschlossenen hoch hinauf reichenden Flüssigkeits-
mantel umscheidet wird. Dann wird der hinter dem Darm gelegene Raum in
Form einer *Präsacralanästhesie* mit Anästhesielösung gefüllt, indem die Nadel
auf jeder Seite neben der Kreuz-Steißbeinfuge eingestochen und nach dem
Peritoneum geführt wird. Zum Schluß wird der in der Mitte verlaufende *Hautschnitt* bis mehrere Zentimeter oberhalb der Resektionsstelle des Kreuzbeins
unterspritzt.

Es ist vorteilhaft und bequem, dieser L.A. noch eine *sacrale Epiduralanästhesie* hinzuzufügen, die schulmäßig durch Einspritzen von 2,5 ccm einer 2%igen Novocainlösung in den Sacralkanal ausgeführt wird. Es genügt aber auch, da man den Handgriff des H.L.A.-Apparates schon einmal in der Hand hat, 50 ccm der ¹/₂%igen Novocainlösung in den Sacralkanal einzuspritzen, um zusammen mit der regionären L.A. eine ausreichende Schmerzbindung zu erreichen. Bei der Operation freigelegte Bindegewebsräume, wie z. B. der oberhalb des M. levator ani gelegene Spalt, werden immer vorsorglich mit einem Schuß L.A. infiltriert. Sobald der DOUGLASsche Raum eröffnet ist, wird das Peritoneum in der üblichen Weise unterspritzt. Schmerzen können bei *Zug am Mesosigmoideum* auftreten, wenn es nicht gelingt, seine Infiltration hoch genug hinaufzuschieben. Hier muß dann unter Umständen Zusatznarkose (Evipan) gegeben werden.

5. Die Eingriffe an den Gliedmaßen.

Alle aseptischen Eingriffe an den Extremitäten lassen sich in H.L.A. schmerzlos ausführen, selbst die Amputationen im Bereiche der großen Gliedabschnitte.

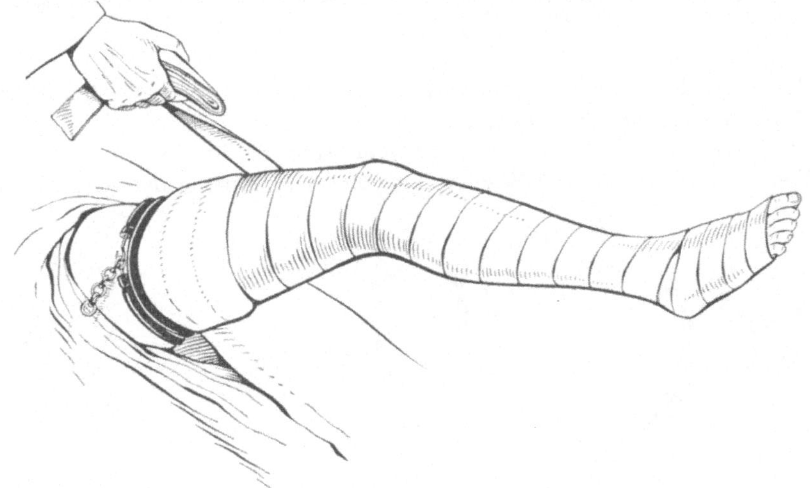

Abb. 26. Klassische Anlegung der ESMARCHschen Blutleere. Das Glied wird zuerst ausgewickelt, abgeschnürt und die Binde wieder abgenommen.

Es ist hiermit nicht gesagt, daß die H.L.A. *immer* das zweckmäßigste Verfahren ist. An den Beinen tritt namentlich die Lumbalanästhesie häufig mit der H.L.A. in erfolgreiche Konkurrenz. Aber gerade an den Gliedmaßen ist die H.L.A. sehr bequem, da man mit tatsächlich unbegrenzten Mengen von Anästhesielösung arbeiten kann. So sind wir immer mehr dazu übergegangen, auch die sich oft über einen ganzen Extremitätenabschnitt erstreckenden großen Eingriffe bei Aneurysmen oder Nervenschußverletzungen oder große Knochenoperationen in H.L.A. auszuführen.

Soll eine *Extremitätenoperation* in H.L.A. ausgeführt werden, so ist es oft vorteilhaft, das Glied zentral, und zwar möglichst *nahe* am Operationsgebiet abzuschnüren, also bei Operationen im Bereiche der Hand und des Unterarmes am Unterarm, sonst am Oberarm, bei Operationen im Bereiche des Fußes oder

des Unterschenkels am Unterschenkel, sonst am Oberschenkel. Es ist hierbei
stets zweckmäßig, das Glied vor der Abschnürung in der von ESMARCH angegebenen klassischen Weise *auszuwickeln* (Abb. 26), um nicht in einem zwar ab-
geschnürten, aber doch gestauten Operationsgebiet zu anästhesieren und zu
operieren. Diese Abschnürung ist jedoch keineswegs eine Notwendigkeit, die

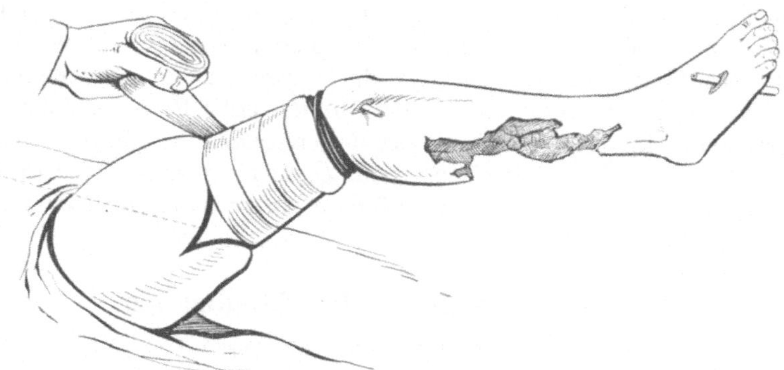

Abb. 27. Anlegen des Doppel-Esmarch bei Amputation im Bereiche des Oberschenkels, wenn wegen eitriger
Erkrankung das Auswickeln des Unterschenkels nicht möglich ist. 1. Akt: Abschnürung des Unterschenkels.
2. Akt: Auswickelung des Oberschenkels.

H.L.A. ist bei den Gliedern ebenso wie am übrigen Körper auch ohne Blutleere
und Abschnürung gleich wirksam.
    Örtlich begrenzte Eingriffe an den Extremitäten mit Freilegung der Knochen,
der Nerven, der Gefäße, die Beseitigung von Geschwülsten oder die Eröffnung

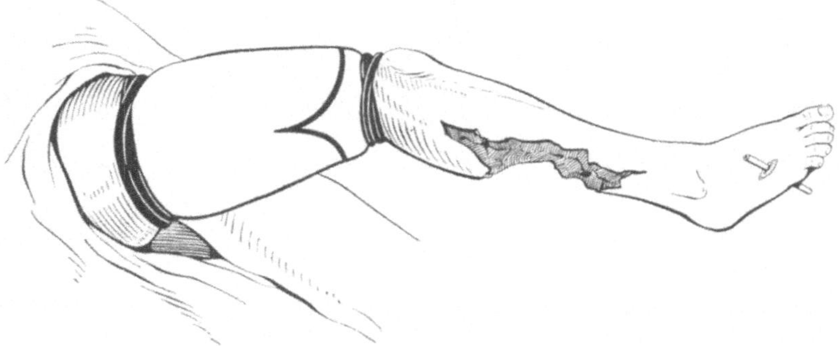

Abb. 28. Anlegen des Doppel-Esmarch, Fortsetzung der Abb. 27. 3. Akt: Zentrale Abschnürung des
Operationsgebietes und Abnahme der Binde. Das Operationsgebiet ist blutleer.

von Gelenken usw. werden mit der oben beschriebenen regionären Infiltrations-
technik vorgenommen. Die leichte Erreichbarkeit der in der Lage bekannten
Logen der großen Nervenstämme und Gefäße erleichtert die Anlegung der
tiefen Anästhesiedepots außerordentlich. Außerdem wird der Hautschnitt stets
besonders unterspritzt. Da die Haut dem Eindringen der L.A.-Lösung infolge
ihrer Festigkeit großen Widerstand entgegensetzt, so muß die *zur Entnahme*
THIER*scher oder* KRAUSE*scher Lappen* bestimmte Hautstelle mit Lösung *überall*
unterspritzt werden, was am besten durch die Anlegung einer Anzahl benach-
barter paralleler einander erreichender Streifen im Subcutangewebe geschieht.
Die Haut muß hierbei sichtlich vorgewölbt werden (Abb. 9, S. 25).

Will man an einem Gliedabschnitt aber *einen sehr großen Eingriff* vornehmen, z. B. eine *Amputation,* so empfiehlt es sich, den gesamten Querschnitt zentral und möglichst nahe an der Operationsstelle mit L.A.-Lösung zu durchtränken. Bedient man sich hierbei der immer vorteilhaften ESMARCHschen Blutleere, und wird sie nicht in der klassischen Form durch vorheriges Auswickeln der Extremität angelegt, so legt man am besten *nicht nur zentral, sondern auch peripher* der Operationsstelle, und zwar hier zuerst, eine Abschnürung an, um die Überschwemmung der Operationsstelle mit rückläufigem Blut zu verhindern (Abb. 27 und 28).

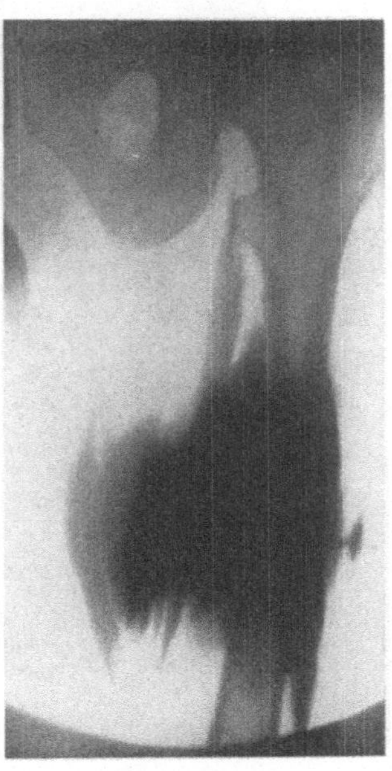

Abb. 29. Querschnittsanästhesie am Oberschenkel. Ausbreitung der Anästhesielösung von einem Einstichpunkt aus. Um eine möglichst ausgiebige Infiltration der großen Nervenstämme zu erreichen, erfolgt die Anästhesierung am besten von 2 bis 4 Einstichpunkten aus.

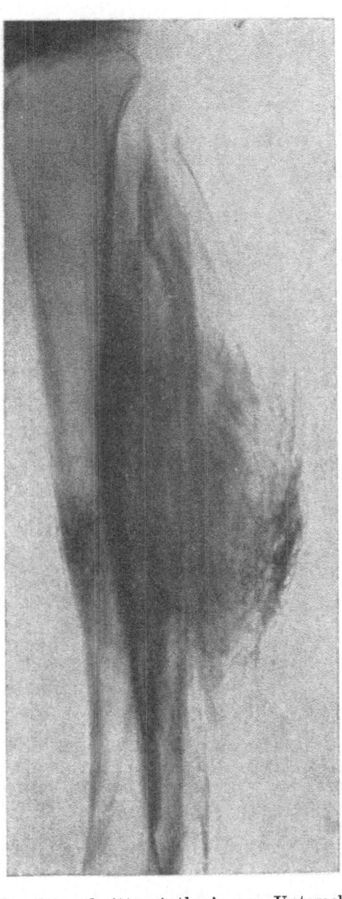

Abb. 30. Querschnittsanästhesie am Unterschenkel als Beispiel einer Anästhesie an zweiknochigen Gliedabschnitten. Von einem Einstichpunkt an der Wade breitet sich die Anästhesielösung bis in die Kniekehle und bis zur Knöchelgegend aus.

Bei den beiden *einknochigen* Gliedabschnitten des Oberarmes und des Oberschenkels führt man die Nadel von 2—4 Stellen der Peripherie aus unter ständigem Ausfließenlassen von Lösung senkrecht auf den Knochen, wobei man besonders die Logen der großen Nervenstämme berücksichtigt und beschickt (Abb. 29). Bei den beiden *zweiknochigen* Gliedabschnitten des Unterarmes und des Unterschenkels führt man die Nadel von einer Stelle unter ständigem Ausfließenlassen von Lösung langsam zwichen den beiden Knochen hindurch, bis man die Nadelspitze und die Vorbuckelung der Flüssigkeit auf der gegenüberliegenden Seite mit dem aufgelegten Finger fühlt (Abb. 30). Am Unterarm und am Unterschenkel genügt also für die vollständige Durchtränkung des Gliedabschnittes einzig einer Einsicht, während beim Oberarm und beim Oberschenkel mehrere

Einstiche je nach der Dicke 2—4 auf die Peripherie eines Querschnittes verteilt werden. Für die Durchtränkung eines Oberschenkelquerschnittes braucht man meistens 250 ccm Anästhesielösung, unter Umständen das Doppelte.

Der *Hautschnitt* muß auch bei der Querschnittsanästhesie in jedem Falle gesondert und unmittelbar unterspritzt werden! Eine lange Wartezeit von möglichst $^1/_2$ Stunde ist für die gründliche Ausbildung der Schmerzlosigkeit erforderlich.

Zur *Anästhesierung eines Gelenkes* sticht man von einer Hautquaddel aus

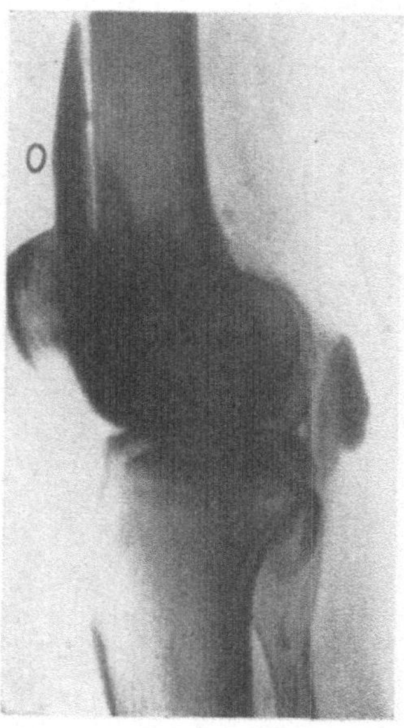

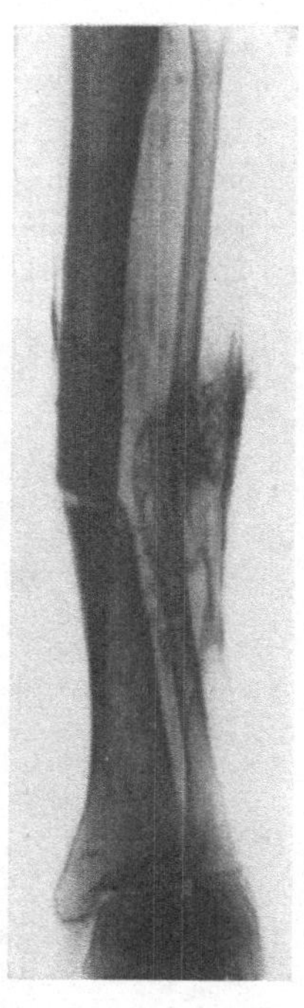

Abb. 31. Anästhesierung des Kniegelenkes. Außer der Anästhesierung der Haut und der Gelenkkapsel wird die Gelenkhöhle mit der anästhesierenden Flüssigkeit gefüllt.

Abb. 32. Anästhesierung zur Einrichtung eines frischen Knochenbruches. Der Bruchspalt und das Bruchhämatom werden mit 20—80 ccm Anästhesielösung gefüllt.

eine dicke Nadel des H.L.A.-Apparates in das Gelenk und läßt die Flüssigkeit bis zur prallen Füllung der Gelenkhöhle einlaufen (Abb. 31). Soll das Gelenk operativ eröffnet werden, so muß der Zugangsweg, im besonderen der *Hautschnitt*, besonders anästhesiert werden. Die pralle Füllung der Gelenkhöhle mit anästhetischer Flüssigkeit ist auch ein ausgezeichnetes Verfahren zur Vornahme schmerzloser *Bewegungsübungen* versteifter Gelenke und zur Einrichtung frischer Verrenkungen, weil hierdurch gleichzeitig die Gelenkhöhle entfaltet wird.

Zur *Reposition frischer Frakturen* wird das Frakturhämatom von einer Hautquaddel aus mit dicker Nadel angestochen und mit 20—80 ccm Lösung gefüllt (Abb. 32). Die Sorge, daß die Anästhesielösung in eröffnete Gefäße eindringen und zu Allgemeinerscheinungen führen könnte, hat sich ebensowenig bewahrheitet wie die Furcht vor der Begünstigung einer Fettembolie. Das schon im Jahre 1885 von CONWAY (BARTLEMAN) angegebene und seit der Einführung des Novocains in vielen Kliniken ohne großes Aufhebens als Selbstverständlichkeit geübte Verfahren ist sehr empfehlenswert.

Die Füllung frisch verletzter Gelenke und Knochenbruchhöhlen und auch die Füllung unverletzter Gelenke kann *schmerzhaft* sein. Treten Schmerzen auf, so läßt man zunächst nur wenig Lösung einlaufen, wartet auf den Eintritt einer gewissen Unempfindlichkeit und vollendet erst dann die pralle Füllung unter 2 Atü. Stets soll man mit dem Beginn des Eingriffes $^1/_2$ Stunde warten.

Sehr bequem sind mit der H.L.A. Hand und Fuß zu anästhesieren. An der Hand führt man die Nadel von einer in der Schwimmhautfalte oder zwischen dem 1. und 2. Finger angelegten Quaddel unter die Mitte der Haut des Handtellers und läßt bei ruhender Nadel etwa 60 ccm Lösung einlaufen. Treten Spannungsgefühl oder Schmerzen auf, so wird der Zulauf verlangsamt oder eine Zeitlang unterbrochen. Die gesamte Hand, auch der Handrücken werden hierdurch unempfindlich.

Am Fuß geht man in gleicher Weise von der Schwimmhautfalte zwischen 2. und 3. Zehe vor. Man läßt etwas mehr Lösung, etwa 100 ccm, einlaufen. Man kann die Nadel auch an der Innenseite in der Mitte der Fußsohle einführen.

Literaturverzeichnis.

BARTLEMAN and TIPPET: Reduction of fractures underlocal anaesthesie. Lancet **1932 II**, 1357. — BERGENDAL, S.: Erfahrungen mit Parasacralanästhesie. Chirurg **1933**, 58. — BLOCH-VAUTHIER: Anesthésie locale. Anesthésie et Analgésie Vol. f. FÉRRIER 1935. — BRAUN, H.: Die Abgrenzung der allgemeinen, der lumbal- und der örtlichen Betäubung. 45. Verslg dtsch. Ges. Chir. 1921 II, S. 24. Z.org. Chir. **12**, 426. — BRAUN, H. u. A. LÄWEN: Die örtliche Betäubung, ihre wissenschaftliche Grundlagen und praktische Anwendung. Leipzig: Johann Ambrosius Barth 1938. — BRAUN, H.: Die Technik der Lokalanästhesie bei chirurgischen Operationen. Erg. Chir. **6**, 1 (1912). — BRAUS-ELZE, K.: Anatomie des Menschen, Bd. IV. Berlin: Springer 1940.

DAVIS, E.: Sacralanästhesie bei perinealer Prostatektomie. Z.org. Chir. **58**, 282. — DRÜNER, L.: Über Bauchhöhlenoperationen in örtlicher Betäubung. Bruns' Beitr. **81**, 266 (1912).

ERB, K. H.: Über klinische und experimentelle Erfahrungen mit der Paravertebralanästhesie (und Aussprache darüber). Zbl. Chir. **1932**, 2238—2242. — ERB, K. H.: Die Paravertebralanästhesie und ihre klinische Bedeutung. Dtsch. med. Wschr. **1932 II**, 1760.

FINSTERER: Zur Frage der Lokalanästhesie in der Bauchchirurgie. Wien. klin. Wschr. **1918 I**, 860. — Lokalanästhesie bei Magenoperationen. Bruns' Beitr. **81**, 266 (1912). — FINSTERER, H.: Die Bedeutung der Lokalanästhesie für den Verlauf der Laparotomie. Wien. klin. Wschr. **1932 I**, 903. — FLÖRCKEN: Die Trennung der Gewebsschichten durch Einspritzung als operatives Hilfsmittel. Z.org. Chir. **102** (1941). — FOCKE, FRITZ: Fortschritte der Chirurgie des Peritoneums. Zbl. Chir. **1932**, 2765. — FRIEDRICH, R.: In: KIRSCHNER-NORDMANN: Die Chirurgie, Bd. I, 2. Aufl., S. 499. Berlin-Wien: Urban & Schwarzenberg 1940.

GOLDHAHN: Die örtliche Betäubung. Vortr. prakt. Chir. **25** (1940). — GRAF, WALTER: Erfahrungen mit basisch gepuffertem Novocain in der Schmerzbetäubung für thorakoplastische Operationen. Zbl. Chir. **1933**, 1175.

HÄRTEL, F.: Über Gefäßanästhesie. Zbl. Chir. **1932**, 1623. — HÄRTEL, F.: Anleitung zur Schmerzbekämpfung. Med. Prax. **21** (1936). — Die Lokalanästhesie. Neue dtsch. Chir. **21** (1920). — HÄRTEL u. FINSTERER: Aussprache zu BRAUN: Die Abgrenzung der allgemeinen, der Lumbal- und örtlichen Betäubung. 45. Verslg dtsch. Ges. Chir. 1921. Z.org. Chir. **12**, 426 (1921). — HINZELMANN: Z.org. Gyn. **1941**, 685. — HOLLENBACH, FR.: Eine Druckspritze zur Vereinfachung der Lokalanästhesie. Zbl. Chir. **1933**, 1713.

KAPPIS: Fortschr. Ther. **5**, 43. — KIRSCHNER, M.: Erfahrungen mit der intravenösen Avertinnarkose. Arch. klin. Chir. **162**, 361 (1930). — Die Hochdrucklokalanästhesie. Dtsch. Z. Chir. **234**, 99 (1931). — Zur Frage der Schmerzausschaltung bei Operationen, hauptsächlich bei Bauchoperationen. Münch. med. Wschr. **1934 I**, 1. — Die Kombination verschiedener Verfahren der Schmerzausschaltung. Chirurg **7**, 265 (1935). — Diskussion KIRSCHNER zu: Les anesthésiques intraveineux, par ALBERT JENTZER, Die Rectalnarkose, von ANDREAS CHRIST und Lokal- und Rückenmarksanästhesie von A. RITTER. Helvet.

med. Acta **3** (1936). — Zur Neurochirurgie der Schmerzen. Nervenarzt **1937**, 57. — Lokalanästhesie. Arch. f. exper. Path. **190** (1938). — Die operative Schmerzstillung im Kriege. Dtsch. Mil.arzt **1939**, 153. — Lokalanästhesie. Schmerz-Narkose-Anästhesie **1939**, 49. — Operationslehre. Bd. I u. V/2. Berlin: Springer 1927 u. 1937. — KLEINSCHMIDT, O.: Operative Chirurgie, 1. Aufl. S. 21. Berlin: Springer 1927.

MANDL, F.: Die Diffusionsanästhesie der Bauchhöhle mit Percain. Z.org. Chir. **53**, 432. — Zbl. Chir. **1930**, 2966. — Örtliche Betäubung bei der Operation des Mastdarmcarcinoms. Wien. klin. Wschr. **1930 II**, 1536. — Über Druck-Lokalanästhesie. Zbl. Chir. **1933**, 2559. — MOSKOWICZ, L.: Ein Apparat für SCHLEICHsche Infiltrationsanästhesie. Zbl. Chir. **1901**, 492.

PHILIPPIDES, D.: Die Art der Schmerzausschaltung bei Operationen in der Chirurgischen Universitätklinik Heidelberg. Chirurg **1936**, 13.

SAUERBRUCH, F.: In: BIER-BRAUN-KÜMMEL: Chirurgische Operationslehre, 6. Aufl. S. 65. Leipzig: Johann Ambrosius Barth 1933. — SCHLEICH: Über lokale Anästhesie. Berl. klin. Wschr. **1891 II**. — Die Infiltrationsanästhesie (lokale Anästhesie) im Verhältnis zur Allgemeinnarkose (Inhalationsnarkose). Verh. dtsch. Ges. Chir. **1892 I**, 121, 127, 128. — SCHMIDT, HELMUT: Die moderne chirurgische Schmerzbekämpfung. Fortschr. Ther. **1933**. H. 2 u. 3. — SCHÜRCH, O.: Zur Frage der Hochdrucklokalanästhesie. Schweiz. med. Wschr. **1937 I**, 998. — SONNTAG: Gefahren und Schädigungen der Lokalanästhesie. Fortschr. Ther. **1934**, 406. — STÖR, O.: Schmerzbekämpfung an Bord. Dtsch. Mil.arzt **1938**, 153.

USADEL, W. u. O. STÖR: Über die kombinierte Anwendung von Percain und Novocain. Chirurg **1930**, 777.

WIDENHORN, H.: Narkosenerfahrungen in Amerika. Dtsch. med. Wschr. **1932 I**, 536. — WISCHNEWSKY, A. A. jun.: Die lokale Infiltrationsanästhesie nach der Methode des schleichenden Infiltrats. Arch. klin. Chir. **159**, 501 (1930). — WISCHNEWSKY, A. W.: Das schleichende Novocaininfiltrat in der Lokalanästhesie. Zbl. Chir. **1931**, 138. — Die Bedeutung meiner Methodik der Lokalanästhesie bei Operationen der Gallenwege. Chirurg **1932**, 139. — WOLFSOHN, G.: Gewebsschädigung durch Lokalanästhesie. Chirurg **1932**, 851.

ZUKSCHWERDT, L. u. G. ZOPFF: Aufgaben, Auswertung und Erfahrungen einer mobilen Chirurgengruppe beim Fronteinsatz im Westen. Chirurg **14**, 513 (1942).

Druck der Universitätsdruckerei H. Stürtz A.G., Würzburg.